实用临床护理学

SHIYONG LINCHUANG HULI XUE

张雪晴　等　主编

河南大学出版社
HENAN UNIVERSITY PRESS
·郑州·

图书在版编目(CIP)数据

实用临床护理学 / 张雪晴等主编. -- 郑州：河南
大学出版社，2024.9. -- ISBN 978-7-5649-6048-3

Ⅰ.R47

中国国家版本馆 CIP 数据核字第 2024SM0425 号

责任编辑 孙增科

责任校对 陈　巧

封面设计 刘　霞

出　版　河南大学出版社
　　　　　地址：郑州市郑东新区商务外环中华大厦 2401 号　　邮编：450046
　　　　　电话：0371－86059701(营销部)　　　　　　网址：hupress.henu.edu.cn
印　刷　广东虎彩云印刷有限公司
版　次　2024 年 9 月第 1 版　　　　　　　　印　次　2024 年 9 月第 1 次印刷
开　本　787mm×1092mm　1/16　　　　　印　张　6.25
字　数　172 千字　　　　　　　　　　　　定　价　36.00 元

编　委　会

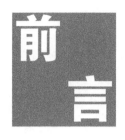 **PREFACE**

　　护理工作在我国医疗卫生事业的发展中发挥着重要的作用，广大护理工作者在协助临床诊疗、救治生命、促进康复、减轻疼痛及增进医患和谐方面肩负着大量工作。随着现代医学科学技术的快速发展，新的诊疗技术的不断更新，护理人员在临床中的护理技术也在不断地提高。为了将最新的护理技术运用到临床中，快速减轻患者的痛苦，提高护理人员技能，作者结合了自己的理解和临床实践编写了这本书。

　　本书包括了社区护理、感染性疾病的护理以及产科的护理，本书按照疾病的概念或概述、病因与发病机制、临床表现、辅助检查、治疗要点和护理措施的体例进行编写。

　　本书的突出特点是：侧重介绍疾病的护理措施，尤其是对患者的健康指导方面，以帮助医护人员理解和掌握该部分内容。本书是广大临床医护人员的必备工具书，也是临床指导教师的参考书。本书在编写过程中得到了各编者所在单位及科室领导、同仁的鼎力支持，在此表示衷心感谢！

CONTENTS 目录

第一章　社区康复护理

在日常生活中,人们常由于遗传、疾病、意外伤害、年老衰弱等多种因素而导致功能障碍或残疾,这给患者的生活、婚姻、家庭、教育、就业和经济等方面带来一系列的问题。依靠和利用患者所在社区的康复资源,调动患者自身的潜能,建立自助和互助的管理机制,通过长期持续的社区康复,才能实现全面康复的目标。

第一节　社区康复护理概述

康复(rehabilitation)是指综合协调地应用各种措施,最大限度地恢复和发展伤病残者的潜能,以减少身体、心理和社会的障碍,使其重返社会,提高生活质量。医疗康复、教育康复、社会康复、职业康复共同构成全面康复。

康复医学是以促进伤病残者康复而进行功能障碍的预防、评估、治疗和训练的一门医学分支学科。它与预防医学、保健医学、临床医学共同构成现代医学的四大支柱,康复医学既是一门独立的学科,又与预防、保健、临床医学等学科相互整合、渗透并相互交叉,组成了现代医学体系中的重要部分。康复护理是在总体康复医疗计划的实施过程中,以围绕最大限度地恢复功能、减轻残障的全面康复目标,配合其他康复人员,对康复对象进行基础护理和各种专门的功能训练,帮助残疾者提高自理能力的护理过程。随着经济的发展和人民生活水平的提高,人们对健康的需求已远远超过了医院医疗和护理的服务范畴。

一、社区康复与社区康复护理

1.社区康复:社区康复是指在社区的层次上采取的康复措施,这些康复措施是利用和依靠社区的人力和物力资源而进行的,其包括病残者本人,以及他们的家庭和社会工作者的共同参与。社区康复是一种建立在社区卫生服务基础上的新型的、更经济、广覆盖、高效益的康复服务途径,其主要特点包括:在社区层次上依靠社区的人力、物力和财力开展工作;提供尽可能完整的康复服务,即社区对伤残者进行身体、精神、教育、职业、社会生活等方面的训练;病残者主动参与制订和实施计划;有必需的支持系统,即有上级咨询转诊系统和资源中心的支持,以解决复杂的康复问题及较高级人员的培训等。

2.社区康复护理:社区康复护理将现代整体护理融入社区康复,通过社区层次上康复医师的指导,以家庭为单位,以健康为中心,由社区护理人员依靠社区内各种力量,即残疾者家属、义务工作者和所在社区的卫生教育劳动就业和社会服务等部门的合作,对社区伤残者进行的护理。

与机构康复护理比较,社区康复护理具有以下特点:①服务对象:涉及面广、受益面大,以残疾人为主,还包括儿童、妇女和老年人。②服务层面:依靠社区的资源开展工作。③参与程度:强调残疾人及其家庭参与。④转介服务:社区康复护理除给予躯体、心理、教育、职业、社会生活等方面的康复训练外,还要协助实施转介服务。⑤康复训练:社区康复护理技术简单易行,以生活自理能力和劳动能力为重点,注重能力训练和日常生活活动训练。⑥康复效益:具有良好的社会效益和经济效益。

二、社区康复护理的对象与内容

1.社区康复护理的对象

(1)残疾人:是指存在生理功能、解剖结构、心理和精神状态的异常或丧失,不同程度的功能丧失或者不正常,造成部分或全部失去正常人的功能或失去社会生活能力的人。其包括肢体、脏器等损害引起的各类残疾者,如肢体残疾、听力残疾、语言残疾、智力残疾、精神残疾和多重残疾的人。

(2)老年人:老年人一方面因自身脏器和器官功能的退化,出现耳目失聪和行动不便等。另一方面,则因疾病,尤其是冠心病、高血压、骨关节疾病引起功能障碍而致残。康复护理的措施有利于延缓衰老的过程,提高老年残疾者的生活质量。

(3)慢性病患者:不少慢性病患者的病程缓慢进展或反复发作,致使相应的脏器与器官出现功能障碍,而功能障碍又可加重原发病的病情,逐渐形成了恶性循环。慢性病患者大多在社区家庭中生活,为防止原发病的恶化和并发症的发生,对康复护理需求更为迫切。

2.社区康复护理的内容

(1)预防残疾的发生:落实各项有关预防措施,如开展环境卫生、营养卫生、精神卫生、保健咨询、安全防护、预防接种、妇幼保健和卫生宣传教育等工作。以上工作一般都要与社区医疗机构的初级卫生保健工作结合进行。

(2)建立社区管理档案:在社区范围内,进行社区人群康复需求调查和社区康复资源的调查,了解本社区中残疾人、老年人、慢性病患者的分布,做好登记,进行分类,为制定残疾预防和康复计划提供资料。

(3)提供康复训练帮助:护理人员与社区其他康复人员一起,共同制订切实可行的康复计划(包括康复目标和措施),并在实施过程中定期评估、调整和修改。同时,护理人员应配合康复医师及其他康复技术人员,运用科学方法指导、帮助康复对象进行训练、指导与帮助,如指导康复训练(运动功能训练、日常生活活动训练和简单的言语训练)、落实康复用具和心理辅导等。

(4)康复咨询和服务:护理人员要与小组其他成员、患者和家属一起落实训练所需要的简单自助工具和设备;协助社区内残疾人组织起"独立生活互助中心"等康复组织,提供独立生活的咨询和服务(残疾人经济、法律、权益的咨询和维护);使用康复辅助器具的指导,以及有关残疾人用品的购置和维修服务等。

(5)心理支持服务:通过了解、分析、劝说、鼓励和指导等方法,帮助病残者树立康复信心,正确面对残疾的现实,鼓励其亲友关心、理解、支持和配合。积极发挥患者的主观能动性,鼓励患者由被动地接受他人护理变为"自我护理",协助患者完成独立自我照顾的训练,以便回归家庭和社会。

(6)转介服务:掌握当地康复资源,根据患者不同的康复需求,联系有关机构和人员,提供有针对性的转介,做好登记和跟踪服务。即将需要转诊的疑难复杂患者送到区、县、市以上的医院或康复中心等进行康复诊断和治疗;而有些则需要政府部门和社会共同帮助来解决,如就业、养老、教育等。

(7)预防继发性残疾和并发症:观察残疾的情况,发现和了解功能障碍的程度,以及潜在的护理问题(如预防感染、压疮、挛缩、萎缩),避免后遗症和并发症的发生,防范残障的形成与加重。如对偏瘫患者进行训练时要注意患者的姿势,预防挛缩畸形的发生,因为挛缩可阻碍康复计划的进展。

(8)健康教育:通过语言、文字、图像、电话等多种形式,按照健康教育对象的不同,进行个别教育和群体教育,使服务对象获得相关的康复知识和技能,从而达到消除或减轻影响健康的危险因素,预防疾病和残疾,促进健康和提高生活质量。

(9)其他:参与教育康复、职业康复和社会康复工作,组织伤、病、残疾者开展文娱、体育和社会活动;帮助残疾者解决医疗、住房、交通、参加社会生活等方面的困难和问题;对社区内还有一定劳动能力的、有就业潜力的青壮年残疾者,提供就业咨询和辅导,进行就业前的评估和训练。同时,对社区的群众、残疾人及其家属进行宣传教育,使他们能够正确地看待残疾,为残疾人重返社会创造条件。

三、社区康复护理程序

社区康复护理程序与一般护理程序相似,即康复护理评估、做出护理诊断、确立康复目标、制订和实施康复护理计划以及康复护理评价等,所不同的是,护理人员必须参与患者功能障碍的初期、中期及后期评定,并根据总的康复医疗计划,采取各种康复治疗护理措施,帮助病、伤、残者最大限度地实现康复目标。

1.社区康复护理评估:社区康复护理评估是指收集、分析与社区康复护理对象(个体、家庭、社区)的有关资料,并与正常标准进行对照,找出需要解决的问题,为制订社区康复护理计划提供参考依据的过程。评估是制订计划的前提,是判断康复护理问题的依据。社区康复护理评估主要包括以下内容。

(1)社区的健康促进及康复状况

1)社会环境和地理环境:收集社区残疾者生活的社会、经济和文化状况,以及生活居住等方面的信息。

2)社区残疾者人口学特征:包括人口数量、性别、年龄、教育程度、家庭形态、职业状况和婚姻状况等。

3)社区疾病及其康复状况:如社区疾病趋势、主要疾病类型,卫生服务现状、康复设施状况,以及社会支持系统。

(2)个体和家庭的康复评估

1)个体康复评估:包括个人病史(现病史、既往史、发育史和心理行为史等);体格检查(重点检查与残疾有关的肢体和器官);康复功能检查(如肌力评定、关节活动度、日常生活活动能力等),评估总体功能和评定残疾程度。

2)家庭康复评估:包括对病残者的家庭功能、家庭环境和家庭资源等相关资料的评估。康复护理人员应定期评估康复对象心身的状况,以及采取措施后的反应与变化,为进一步采取干预措施提供依据。

2.社区康复中常见的护理诊断:社区康复的护理诊断应反映康复对象现存或潜在的健康问题,并力求对患者、家庭和康复护理人员都有指导作用。通过对康复对象及其家庭全面系统的评估,对资料进行整理和分析,了解患者存在哪些功能障碍,程度如何,找出患者所需要解决的护理问题,从而确定护理诊断。社区康复中常见的护理诊断包括：

（1）个体方面：如沟通障碍、吞咽障碍、躯体移动障碍、活动无耐力、焦虑、恐惧、悲伤、自我概念紊乱、有孤独危险、自我照顾能力不足、有自我伤害的危险、有外伤的危险、组织完整性受损、废用综合征、自理能力缺陷等。

（2）家庭方面：如照顾者角色困难、家庭妥协性应对能力失调、家庭处理治疗计划不当等。

（3）社会方面：社交障碍、社会应对能力失调等。

在确定护理诊断后，参照马斯洛层次需要理论依次排序，即生理需要—安全需要—爱与归属的需要—尊重的需要—自我实现的需要。生理需要是人类维持生存最基本、最强烈的一种需要，如氧气、水、营养、排泄、体温维持、休息和睡眠等，故应首先考虑。

3.制订社区康复护理计划：康复护理计划包括确定康复护理诊断项目、护理目标和拟订康复护理措施。通常社区护理人员应根据社区、家庭和个人不同的情况和状态，提出护理诊断，决定解决问题的优先顺序和护理的重点，从而确立康复护理的短期和长期目标，制订和落实康复护理计划。

（1）康复护理目标的制定：康复护理目标是护理活动的预期效果和护理干预措施的指南。长期护理目标是指需要在较长时间内实现的目标。通常为几周或几个月；短期护理目标是指短时间内可以实现的目标，通常少于1周。护理人员在制定康复目标时，应注意以下原则：让康复对象及其家庭参与目标的制定过程，以强化病残者坚持康复训练的动机；必须与康复团队的其他成员共同讨论，以免与其他专业组的目标相冲突；目标应切合实际，符合康复对象的生理、心理、社会、经济等个案情况。

（2）康复护理计划的制订：当护理目标确定后，护理人员应针对其预期目标与护理对象和其他医务人员进行沟通交流，共同制定、选择有效可行的康复护理措施，拟定书写护理计划，并根据计划逐步落实护理措施。

4.康复护理计划的实施：康复护理计划的实施是执行护理程序的第四个步骤，它是康复治疗及护理的重点阶段，也是患者能否取得康复效果的关键阶段。在实施康复护理措施时，要注意保证护理对象的安全。由于在社区护理中，其措施的制定往往与疾病的三级预防密切相关。因此，社区护理人员在康复护理计划的实施过程中，应重视指导居民采取健康的生活方式、进行适当的运动，以维护和促进居民的健康；对高危人群应提醒或定期为他们进行健康检查，及时筛查出威胁健康的因素；对患有慢性疾病者或残疾人，社区护理人员应与其他医务人员一起，帮助其恢复到原来的功能水平，防止疾病的复发。

5.康复护理的效果评价：康复护理的效果评价有结构评价、过程评价和结果评价三个部分。结构评价强调物理设施、设备和提供康复组织的管理方式。过程评价强调康复护理人员执行的康复活动，并帮助确定康复护理技术是否恰当地实施。结果评价则是强调患者执行自我照顾活动及社会角色功能的改进，系统地比较护理对象的功能状况与实施各种康复护理后的结果，是否达到预期的目标。经过一定的疗程实施后，对上一阶段康复护理的效果给予评价，制订出新的康复护理计划。

康复护理的效果评价需要有一定标准来测量病残者掌握康复和生活技能的情况、相关的健康知识和健康状况，其内容包括：康复对象日常生活活动能力提高的程度和生活自理能力的现状；康复对象自我主动护理方面有无主观能动性？掌握了哪些技能？康复对象目前的心理状态和家庭社会的支持情况如何？患者和家属受过哪些专业指导？是否切实了解如上呼吸道感染、烫伤、冻伤、跌倒等意外伤害的预防知识等？

四、社区康复护理常用技术

社区康复护理常用技术应包括基础护理技术和康复护理专业技术,前者与其他科基础护理(口腔护理、皮肤护理、饮食护理、心理护理等)相似,康复护理专业技术有体位与体位转换、转移技术、放松训练、体位排痰技术、维持关节活动度训练等,康复护理还包括教会患者自我护理,如帮助和训练患者独立完成日常生活活动,学会轮椅和拐杖的使用等。以下主要介绍康复环境、心理沟通技术、日常生活活动训练、主动性运动训练、拐杖和轮椅的使用训练。

1.康复环境:理想的环境有利于实现康复目标,康复护理人员应重视康复环境的建立和选择,了解和掌握康复环境的要求和设施,提供良好的生活环境。如厕所等的房门应当以轨道推拉式为宜;门把手、电灯开关、水龙头等设施的高度应低于一般常规高度;在厕所、楼道走廊应设有扶手,便于康复对象的起立和行走等。

2.心理沟通技术:由于伤残者的心理障碍通常比一般患者严重,因此,护理人员应维持与患者及其家属间的良好沟通,及时了解康复对象的心理感受,理解和同情患者,通过解释、教育、暗示、指导等途径或方法,帮助患者解决被困扰的问题,以达到遵医行为和自我改变的目的。心理沟通技术包括以下几个方面。

(1)倾听:倾听是获取信息的基本手段,也能使病残者的消极情绪得到宣泄和释放。在倾听时应注意大部分时间里与被访者保持目光接触,全神贯注地听取康复对象的述说,并适当地辅以点头、微笑等反应,以使其感受到真诚、关注和被尊重;在倾听中不随意加入自己的主观看法,力求全面、客观地获取信息;不轻易打断康复对象的谈话,尽可能让其说完想说的内容;留意康复对象述说时的非言语信息,如面部表情、目光、语音、语调、音量、动作等,以便了解其情绪,判断主要目的和真实用意;保持适时的沉默:在唤起康复对象悲伤往事时,保持适时的沉默可使其感受到护理人员对自己的理解和尊重,但要适时打破沉默,最简单的方法是发问。

(2)解释:依据护理专业知识和工作经验,对康复对象提出的问题进行有说服力的剖析和说明,以帮助其改变对存在问题的看法和认识,但解释时须注意紧扣主题、因人因时而异,在一次沟通中,不宜使用过多的解释。

(3)提问:要求清楚明确、自然流畅、因人而异,不使用诱导及暗示性语言。使用开放式提问应以良好的护患关系为基础,同时要注意语调、语气和提问时的神态。否则可能会使被访者产生被审问、被窥探、被剖析的感觉,从而产生抵触情绪,尤其是在了解一些敏感或带隐私性质的问题时应特别注意。

(4)指导:是针对康复对象的问题直截了当地提出该做什么、说什么或如何做,目的是促使康复对象态度、行为等的改变。指导时应注意激发康复对象行为改变的动机,使其充分认识改变对自身、家庭等的意义;明确具体步骤和方法,必要时给予示范,便于理解和执行;说明做的理由和作用,以提高其行动的主动性和积极性;护理人员应尊重康复对象,尽量说服并给出一定时间让其思考。

(5)回应:是护理人员对康复对象的言行做出反应,常用的回应方式有:①认可,表明赞同或接受,常用点头或语气词表示。②复述,是重复被访者讲述的部分或全部内容。③微调,是将偏离目的的谈话引回到主题上来调整康复对象的话题。④鼓励,则是给予其倾诉的信心,应因人而异。

(6)暗示:运用含蓄的方法,诱导或启示康复对象,使其改变错误的认知和行为,以求得问题的解决。暗示可分为言语性暗示和非言语性暗示。言语性暗示是指通过比较简单的、隐蔽的言语传递信息,使康复对象心领神会,或通过与求询问题无直接关系的借鉴性或比喻性言语来传递信息,使康复对象领会并联系到自己身上。非言语性暗示包括目光、面部表情、身体姿势、声音特征、空间距离等,可使康复对象获得心理支持。

(7)承诺与保密:这是每个康复成员都应遵守的职业道德,实施心理治疗的医护人员必须预先向患者承诺,并严格遵守对患者的保密约定,切不可对其失信。

3.日常生活活动训练:日常生活活动能力(ADL)是指人们为了维持生存及适应环境而每天必须反复进行的、最基本的、最具有共性的活动。通常狭义的 ADL 是指衣、食、住、行和个人卫生等一系列最基本的活动,而广义的 ADL 除上述外,还包括自理、运动、交流和家务活动等。ADL 对于正常人是极容易的,但对于病伤残疾者或功能障碍者,往往是部分甚至全部丧失日常生活能力。一般患者总是处于依赖状态,日常生活依靠他人帮助,如吃饭、洗漱、更衣、移动等,而康复护理的原则是在病情允许的条件下,训练患者进行自理,即自我护理。因此,需对病残者及家属进行必要的康复知识教育,耐心引导,鼓励和帮助他们掌握"自我康复护理"的技巧,从部分生活自理到全部自理,以适应新生活,重返社会。

(1)进食训练:选择适应于患者功能状态的餐具和姿势进行使用训练。如坐在床上吃饭,分解为卧位变化、抓握餐具、送食物入口、咀嚼和吞咽动作。

1)体位变化训练:根据患者伤残程度不同,选择不同的方法,如从仰卧位变为坐位,然后训练维持坐位平衡,坐好,坐稳,以靠背支撑坐稳。

2)抓握餐具训练:开始可抓握木条或橡皮,继之用匙,丧失抓握能力的患者,协调性差或关节活动范围受限患者常无法使用普通餐具,应将餐具加以改良,如将碗、碟特制或加以固定,或特制长把匙、刀、叉等。

3)进食动作训练:先训练手部动作和模仿进食,然后再训练进食动作。

4)咀嚼和吞咽训练:吞咽困难者在意识清醒时,肯定无误地咽并能顺利喝水时,可试行自己进食。先食用糊状食物、稀粥等,逐步从流质、半流质到普食,从少量过渡到正常饮食。

(2)更衣训练:大部分患者在日常生活活动中,穿脱衣服可用单手完成。如偏瘫患者穿衣时先穿患肢;脱衣时,先脱健肢;截瘫患者若平稳坐位时,可自行穿、脱上衣,穿裤子时,可先取坐位,将下肢穿进裤子,再取卧位,抬高臀部,将裤子拉上、穿好;如患者活动范围受限,穿脱衣服困难,应设计特制衣服,如宽大的、前面开合式衣服。

(3)个人卫生训练:包括整容动作(移到洗漱处、开关水龙头、洗脸、刷牙、整容等);排便活动(移至厕所、完成入厕、排便活动及控制);入浴活动(移至浴室、完成入浴的全过程、移出浴室)。根据患者残疾情况,尽量训练其做到洗漱、梳头、入厕、洗浴自理。偏瘫者可训练健手代替患手操作。继之训练患手操作,健手辅助,或患手操作。两手障碍者,可设计辅助器具,如改良的牙刷,以长柄弯头的海绵球帮助清洗背部等。

(4)简单的家务训练:日常的家务涉及多方面的活动,如准备饭菜、清洁卫生等。

4.主动性运动训练

(1)床上运动练习:主要包括翻身、移动、体位转换、独立坐位、手支撑位等,其目的是防止压疮和肢体挛缩,保持关节良好的功能位置。体位转换是康复护理人员必须熟练掌握的一门最基本的技术,它对保障康复和促进康复效果有很重要的意义。适时体位转换可以促进血液循环,预防压疮、坠积性肺炎、尿路感染、肌肉萎缩、关节僵硬、变形、深静脉血栓等并发症的发生,真正达到康复训练的目的,以及康复治疗及康复护理的预期效果。

(2)坐位训练:可预防坠积性肺炎、直立性低血压,并能改善心肺功能。训练应先从半坐位开始,如无头晕等不适症状,可逐渐加大角度、延长坐起时间,由床上坐位到床边坐位,然后坐到椅子上,同时进行坐位平衡能力训练,在平衡训练的同时,耐力也随之得到改善。坐稳后,可左右、前后轻推,进行平衡能力训练。

(3)站立训练:当患者能坐稳后,在下肢肌力允许的情况下,可行起立动作及立位平衡训练。起立后要注意扶持,以防发生意外。主要训练掌握重心转移,患腿负重,体重平均分配。具体包括:

1)站起训练:注意屈膝稍大于90°,可逐渐降低座椅高度,以增加难度。完成上述训练后,可进入平衡杆间站立、徒手站立。

2)站立平衡训练:静态站位平衡训练是在患者站起后,让患者松开双手,上肢垂于体侧,逐渐除去支撑,让患者保持站位。患者能独立保持静态站位后,让其双手交叉的上肢伸向各个方向,并伴有随躯干(重心)相应的摆动。

3)下肢支撑训练:当患侧下肢负重能力逐渐提高后,就可开始患侧单腿站立训练。

4)下肢迈步训练:偏瘫患者迈步训练时要注意安全,尤其是高龄或体弱者,要给予辅助,防止摔倒、骨折等事故发生。

(4)行走训练:步行能力是瘫痪者维持整体健康和生活自理的重要基础。步行训练前要加强患肢负重能力的训练,同时加强髋、膝关节控制能力的训练。步行训练包括:

1)步行前准备运动:扶持立位下进行患腿前后摆动、踏步、屈膝、伸髋等练习。

2)从扶持步行训练或平衡杠内行走到拐杖步行(4足杖—3足杖—1足杖),最后到徒手步行。

3)改善步态的训练:重点是纠正画圈步态,当出现患侧骨盆上提的画圈步态时,说明需加强踝背屈、伸髋屈膝的控制训练。

4)上下台阶的训练:以健足先上、患足先下为原则进行训练。

5)复杂步行训练:主要是增加训练难度,提高步行速度、稳定性和耐力。如越过障碍走、上下斜坡等,以及实际生活环境下的实用步行训练。

(5)移动训练:伤残者常因某种功能障碍,不能很好地完成移动动作,需借助手杖、轮椅等,严重者还需他人帮助。移动动作训练是帮助患者学会移动时所做的各种动作,独立完成日常生活活动。

5.拐杖和轮椅的使用训练

(1)持拐步行训练:首先在卧位时锻炼两上臂肌力、肩带肌力,以及锻炼腰背部和腹部肌力,然后练习起坐和坐位平衡,完成后可以进行架拐站立。持拐步行训练包括:①迈直步:是一种简单、安全及稳定的步法,即双拐同时向前迈出,再将双腿向前摆动,落在双拐的后方。②迈越步:是一种快速、实用的步法,需要较高的平衡技能,即双拐同时向前迈出,身体前倾及重心移至双拐,用力向前摆动双腿使其落在双拐的前方。③四点步:迈左拐—迈右腿—迈右拐—迈左腿。④三点步:双拐同时向前迈出,再迈出患腿或不能负重的腿,最后迈健腿。⑤两点步:同时迈一侧拐和对侧的腿,然后再迈另一侧拐和对侧的腿。

(2)轮椅训练:轮椅是残疾者的重要代步工具,轮椅具有坚固、轻便、耐用,容易收藏、搬动,便于操纵和控制的特点。轮椅的使用应视患者的具体情况而定,每位患者应按要求配置和使用轮椅。轮椅训练内容包括肌力训练、转移训练、减压训练,练习前进或后退、转弯绕障碍物、乘轮椅开关门、上下斜坡等。

第二节　社区残疾人的康复护理

一、残疾定义

通常情况下,广义的残疾是指因各种伤病、发育缺陷或精神因素所造成的长期持续或永久存在的身心功能障碍,以致明显影响身体活动、日常生活、工作、学习和社交的一种状态的总称。

残疾人是指在生理、心理、人体结构上的某种组织缺失、功能丧失或异常,使得部分或全部失去以正常方式从事个人或社会活动能力的人。残疾人是康复的主要对象,包括肢体、器官和脏器等损害所引起的各类残疾者。

二、残疾分类

残疾有原发性残疾和继发性残疾两种,原发性残疾是指由各种疾病、损伤或先天性异常而直接导致的功能障碍;继发性残疾是指各种原发性残疾后引起的并发症所致的功能障碍。各类残疾分类在评估时一般以患者的实际能力为准(不包括其所具有的潜在能力),以下介绍国内外常用的几种分类方法。

1.国际通用的分类法:世界卫生组织按残疾的性质、程度和影响,把残疾分为以下3类。

(1)残损(impairment):指身体结构和(或)功能(生理、心理)有一定程度缺损,身体和(或)精神与智力活动受到不同程度的限制,对独立生活或工作和学习有一定程度的影响,但个人生活仍然能自理,属于生物器官系统水平上的残疾。

(2)残疾(disability):指由于身体组织结构和(或)功能缺损较严重,造成身体和(或)精神或智力方面的明显障碍,以致不能以正常的方式和范围独立进行日常生活活动,属于个体水平上的残疾。

(3)残障(handicap):指由于残损或残疾,限制或阻碍完成正常情况下(按年龄、性别、社会、文化等因素)应能完成的社会工作,属于社会水平的残疾。因此,残障也称为社会能力障碍。

比如,脑血管疾病后,患者出现一侧肢体肌力弱,但能行走、生活自理,属残损;若出现偏瘫后遗症,只能扶拐杖慢行,上下楼梯、洗澡等有困难,属残疾;若后遗症出现全身瘫痪,卧床不起、个人生活不能自理,并且不能参加社会活动,属残障。

2.我国使用的残疾分类法:根据1988年国务院批准的《五类残疾标准》将残疾分为五大类:视力残疾、听力语言残疾、智力残疾、肢体残疾和精神残疾,每类残疾都有其定义及分级。1995年修订的《中国残疾人实用评定标准》提出了六类残疾标准,其主要根据残疾部位分类(视力残疾、听力残疾、言语残疾、智力残疾、肢体残疾、精神残疾)。目前我国残疾人口约为6000万,由于其中不包括内脏残疾,故我国残疾人数的统计比例要低于WHO的统计结果。因此我们要结合国情,制定新的残疾分类,逐渐与国际接轨。

三、残疾预防

康复医学的首要任务是预防残疾的发生,保护患者的身体功能和各种能力。残疾的预防应在国家、地方、社区和家庭等不同层次进行,并需要卫生、民政、教育、司法、残联等多部门共同努力。

1.一级预防:防止致残性病损的发生。其措施包括防止意外发生、围生期的检查与保健、预防咨询健康教育和预防接种等,尽可能预防所有可能致残致伤事件的发生,如车祸、运动伤、意外摔伤、疾病和先天异常等。一级预防是最为有效的措施,可降低残疾发生率70%左右。

2.二级预防:防止残疾的出现。对已发生伤病的患者要早发现、早诊断、早治疗,将病损的影响控制到最低水平,保持患者的个体能力维持在最佳水平,二级预防的措施包括进行健康检查、常见病早期筛查、早期控制危险因素,以及进行医疗干预和康复治疗等。通过积极有效的二级预防,可降低残疾发生率10%~20%。

3.三级预防:防止残疾转化为残障。当残疾已经发生,则应通过积极的康复措施,防止残疾加重并发展成残障,三级预防措施是减轻残疾的影响,如环境改造、特殊教育、提供拐杖、轮椅、假肢、矫形器等,使残疾者尽可能改善功能,提高患者的生活和适应能力。

四、社区残疾人的康复护理原则

社区残疾人康复的最终目标是使所有的残疾者享受康复服务,并尽力使残疾人与健全人有均等的机会参与社会生活。为此,社区残疾康复护理的基本原则如下。

1.社会化组织:残疾者通过社区康复服务不仅要实现功能康复、整体康复,而且还要实现重返社会的最终目标,这就需要多个相关部门和组织,以及多方力量的共同参与。社区康复服务只有坚持社会化的工作原则,才能使这项社会系统工程顺利实施。社会化主要体现在以下五个方面。

(1)政府的重视和协调:成立由政府领导负责,卫生、民政、教育等多个部门参加的社区康复服务协调组织,制定政策,编制规划,采取措施,统筹安排,督导检查,使社区康复服务计划顺利、健康实施。

(2)职能部门的组织和落实:相关职能部门应将社区康复服务的有关内容纳入本部门的行业职能和业务领域之中,共同承担社区康复服务计划的落实。

(3)整合利用康复资源:在设施、设备、网络、人力、财力等方面,打破部门界限和行业界限,实现资源共享,为康复对象提供全方位的服务。

(4)动员社会力量参与:充分利用传播媒介,宣传和动员社会团体、中介组织、慈善机构、民间组织、志愿者,积极参与社区康复服务,在资金、技术、科研、服务等各方面提供支持。

(5)构建良好的社会氛围:发扬助人为乐、无私奉献的精神,为残疾人和其他康复对象提供热忱的服务。

2.社区化推进:社区康复服务的实施与发展应从社会实际出发,立足于社区内部的力量,使社区康复服务做到社区组织、社区参与、社区支持、社区受益。其主要体现在以下几个方面。

(1)以社区残疾人康复需求为导向提供服务,每个社区的康复对象群体的构成不同,需求也不同。因此,只有根据社区内康复对象的具体需求制订的社区康复服务计划,才是切实可行的。

(2)政府和社区组织应把社区康复服务纳入当地经济与社会发展规划,按照职责分工承担相关的社区康复服务工作,使社区康复服务成为在社区政府领导下的、社区有关职能部门各司其职的政府行为。

(3)充分整合社区内部资源,打破部门、行业界限,实现社区资源共享,这是使社区康复持久发展的主要物质基础。

(4)残疾人及其亲友要主动参与、积极配合,残疾者要树立自我康复意识,发挥主观能动性进行自我康复训练。残疾者亲友要及时反映家中残疾人的康复需求,帮助实施康复训练计划。

（5）针对社区中常见的、危害严重的致病、致残因素,有针对性地开展诊断、治疗、预防、保健、康复等一系列健康教育,普及相关知识,使社区群众防病、防残、康复的意识不断增强,社区人群的健康素质不断提高。

3.因地制宜实施:强调康复资源的有效利用,走低水平、广覆盖、低投入、高效益的道路。社区康复服务既适合于发达国家,也适合于发展中国家,其目的是使大多数的康复对象享有全方位的康复服务。在设施方面,利用现有场所或采取一室多用的方式提供康复服务;在设备方面,以自制的简便训练器具为主;在训练地点上,采取以家庭训练为重点,在康复人员的指导下,以康复对象进行自我训练为主;技术上主要应用的是当地传统的或简单的康复技术。这样就可以以较少的人力、物力、财力投入,使大多数康复对象享有可及的康复服务。

4.实用性技术指导:要使大多数康复对象享有康复服务,就必须使大多数康复人员、康复对象及其亲友掌握康复技术,而康复技术应易懂、易学、易会、实用。因此,现代复杂康复技术必须向简单、实用化方向转化;机构康复技术要向基层社区、家庭方向转化;城市康复技术要向广大农村方向转化;外来的康复技术向适用于本地的传统康复技术转化。

5.互动性参与意识:社区康复服务与传统的机构式康复服务的区别之一,是康复对象角色的改变——使其由被动参与、接受服务的角色,变成主动积极参与的一方,参与康复计划的制订、目标的确定、训练的开展及回归社会等全部康复活动。

第三节 常见慢性病患者的社区康复

随着社会经济的发展、人们生活方式的改变和人类疾病谱的变化,以心脑血管疾病、恶性肿瘤为代表的慢性疾病逐渐取代了急性传染病,已成为威胁人类健康的首要疾病和重要的公共卫生问题。

一、慢性疾病概念与分类

1.慢性疾病的概念:慢性疾病(chronic disease)是指由多种因素长期作用而引起的病程较长、病因复杂且治愈困难的一类疾病的总称。我国常见的慢性病主要有恶性肿瘤、心脑血管病、心脏病、肥胖症、糖尿病和精神病等。由于慢性病常为终身性疾病,伴随的疼痛、伤残及昂贵的医疗费用等都影响着患者的健康状况和生活质量,也给家庭和社会带来巨大的经济负担。由于慢性病患者的多数时间是在家庭和社区生活中度过,因此,在社区中开展慢性病患者的保健与护理成为社区康复护理的重要内容。

2.慢性疾病的分类:根据病变对人体产生的影响不同,可分为致命性慢性病、可能威胁生命的慢性病和非致命性慢性病三类。

（1）致命性慢性病:①急发性,各种恶性肿瘤,如急性白血病、肺癌、肝癌、胰腺癌、乳腺癌转移、恶性黑色素瘤等。②渐进性,如肺癌转移中枢神经系统、后天免疫不全综合征、骨髓衰竭、肌萎缩性侧索硬化等。

（2）可能威胁生命的慢性病:①急发性,如中风、心肌梗死、血友病、镰状细胞贫血等。②渐进性,如糖尿病、肺气肿、老年性痴呆、慢性酒精中毒、硬皮病等。

（3）非致命性慢性病：①急发性，如痛风、支气管哮喘、偏头痛、胆结石、季节性过敏等。②渐进性，如风湿性关节炎、慢性支气管炎、帕金森病、骨关节炎、青光眼等。

二、慢性病的特点及危险因素

1.慢性病的特点

（1）病因复杂：与急性传染病不同，慢性病是在多种致病因素的长期作用下，交互影响而逐渐形成的，常与遗传因素、环境因素、生活行为因素和卫生服务等因素有关。

（2）起病隐匿：慢性病的症状和体征在初期不明显，难以被重视，但患病后可持续数年，甚至终身。患者在体检时或在出现了典型症状后才意识到自己可能患病，而此时多数患者已经伴有合并症或进入晚期。

（3）病程较长：慢性病的病理改变是不可逆的，如原发性高血压、糖尿病、心血管病等，这些疾病虽然不易治愈，但通过长期的用药和康复治疗，良好的自我健康管理或他人的护理及照顾是可以控制或暂时终止疾病发展，延缓并发症的出现。

（4）并发症多：由于慢性病难以根治，加之疾病本身或长期卧床的影响，可出现不同程度的功能障碍甚至丧失，最终导致多器官脏器的损害，产生多种并发症，从而对个人、家庭及社会造成沉重的负担，虽然此时的慢性病已难以治愈，但与之相关的一些并发症是可以预防的。

2.慢性病的危险因素：慢性病的主要危险因素常分为不可改变的因素和可以改变的因素两大类，其中年龄、性别、遗传等因素是不可改变的因素，而行为和环境因素是可以改变的因素。以下主要叙述可以改变的因素。

（1）行为因素

1）吸烟：烟草中含有苯、焦油和多种能致癌的放射性物质；吸烟会引发肺部、心血管、老年性痴呆、胃肠道的疾病或肿瘤，加重糖尿病。孕妇吸烟会影响胎儿的正常发育。

2）饮酒：饮酒与冠心病、原发性高血压密切相关，中度饮酒可增加脑卒中和原发性高血压的危险性；饮酒与咽喉癌、口腔癌和食管癌的发病相关；饮酒和吸烟协同作用可使很多癌症的发病率明显增加。

3）营养失衡：根据统计，近十年来我国城市居民膳食中脂肪热能比已接近 WHO 推荐水平最高限的 30% 左右；城市居民中谷类消费呈持续下降趋势，营养失衡造成一些相关慢性病发病率升高；我国常见的不良饮食习惯及烹调习惯也是危害健康的重要因素之一。

4）体力活动缺乏：在现代社会中，由于缺乏体力活动，使得体重超重和肥胖的人数增加。体重超重或肥胖易导致冠心病、高血压、2 型糖尿病、胆囊疾患，还可引发各种社会心理问题和某些类型的恶性肿瘤。

（2）环境因素

1）自然环境：环境污染可对人体健康产生直接、间接或潜在的有害影响，如汽车尾气、工业废气、废水对外部环境的污染，以及室内装修、厨房烹调油烟对生活环境的污染，都可导致肺癌、白血病等恶性肿瘤，并成为慢性阻塞性肺部疾病的危险因素。

2）社会环境：政府的卫生政策，卫生资源的配置，医疗系统的可利用程度，社会风俗习惯，人口的构成与流动状况，个人的受教育程度，社会经济地位等也可影响人们的健康。

3)心理环境:情绪是适应环境的一种必要反应,但反应强度过大或时间过久时都会使人的心理活动失去平衡,导致神经系统功能失调,对健康产生不良影响。现代社会的生活工作节奏加快,竞争的日益激烈和人际关系的复杂,使生活中的紧张刺激增加,故心理因素和情绪反应也已成为目前重要的致病因素之一。此外,如果长期或过度的精神紧张,可出现神经功能紊乱、内分泌失调、血压持续升高等症状,以致加重某些器官和系统的疾病。

三、慢性病对患者和家庭的影响

慢性病对患者的影响不仅仅局限于身体功能的损害,还涉及到患者的生活方面,包括身体、心理、社会、经济等,与此同时,患者的家庭或社会地位也会受到不同程度的影响。

1.对患者的影响

(1)对生理功能及自理能力的影响:①慢性病患者的身体抵抗力较弱,容易发生感染及并发症。②慢性病患者常由于多种原因,出现食欲减退,致使患者出现因蛋白质、铁、钙等营养素缺乏而引起的营养不良表现。③慢性病的各种症状及后遗症,如疲劳、疼痛、畸形和残疾等,会影响患者的自理能力、自我评价和对生活的满意度,并可影响排泄功能,使患者出现便秘、尿失禁、尿潴留等问题。④长期卧床易导致压疮或感染,同时由于慢性病造成的永久性病理损害可影响患者的自理能力。⑤长期缺乏运动及锻炼,可产生关节挛缩变形、骨质疏松、肌肉废用性萎缩、泌尿系统结石、循环系统功能障碍、体位性低血压、坠积性肺炎等生理功能障碍。

(2)对心理方面的影响:慢性病不仅给患者造成身体上的损伤,更带来心理上的冲击,由于慢性病迁延难愈,给家庭成员带来不少麻烦,使得慢性病患者常易出现焦虑、内疚、自责,甚至悲观、绝望等厌世心理。因疾病种类和严重程度、心理社会环境及个体心理特征的不同,慢性病患者常见的心理及行为反应有怨天尤人、自怨自艾、服从依赖等。

(3)对工作、职业的影响:慢性病可使患者的生活方式发生一定程度的改变,也可对患者的工作性质、工作时间、工作责任等方面产生影响。有些患者在身体上和心理上的适应良好可继续工作,但有些患者则需调换工作,甚至不能继续工作,尤其是那些工作顺利、事业成功人士在患慢性病后还会产生悲观厌世的心理。

(4)对社交活动的影响:慢性病可影响患者社交活动的参与度,尤其是当出现慢性病病容或病态时,患者常拒绝参加社会活动。

2.对家庭的影响

(1)家庭成员的心理压力增加:由于患者的痛苦、对患者的照顾及经济等方面的问题,会使家庭成员对患病的亲人出现内疚、焦虑不安、否认、退缩、愤怒等心理反应。

(2)家庭的经济负担加重:由于疾病可影响患者的工作而使收入减少,如果家庭成员参与照顾患者也可能影响其收入。同时,慢性病患者需要按计划接受长期治疗和医疗护理,加之患者的营养需要及各种医疗护理器械的购买,都会给家庭带来沉重的经济负担,甚至使患者的家庭经济陷入困境。

(3)家庭成员的角色调整与适应:在日常生活中,每个人在家庭中都承担着一定的角色,而疾病必然会影响患者及其家庭成员的家庭角色。由于慢性病患者身体功能的改变,需要家庭成员角色的重新调整及适应,以承担照顾患者及代替患者以往所承担的家庭角色,否则可能造成家庭原有和谐关系的破坏,出现家庭适应困难或家庭问题。

四、常见慢性疾病患者的社区康复护理

在慢性病管理的过程中,社区护理人员扮演着多种角色,通过健康教育、建立健康档案、实施康复护理等手段,帮助居民掌握慢性病的防治知识,保持健康的生活方式,监控危险因素,以达到预防慢性病的目的;帮助患者恢复能力,指导患者及家属掌握慢性病的护理技能,充分利用各种资源,提高患者的生存质量。加强慢性病的干预和预防,对促进社区人群的健康、控制慢性病的发病率和死亡率、提高患者的生存质量都具有积极的作用。以下介绍常见慢性病的社区护理和管理。

1.慢性阻塞性肺疾病的社区康复:慢性阻塞性肺疾病(COPD)是指以呼吸道慢性气道阻塞、气流减少为特征的一组慢性肺疾病的总称。COPD 的发展过程是渐进性的,病理改变大多是不可逆的,临床上可分为气肿型和支气管型。如不加干预,COPD 最终可发展成慢性肺源性心脏病、呼吸衰竭、心力衰竭等严重疾病。

(1)COPD 的社区管理

1)一级预防:进行广泛的健康教育,提高社区人群对吸烟危害的认识,增强自我保健意识;保护环境,避免有害气体和物质的吸入,注意居室环境卫生,经常通风,保持适宜的温度和湿度;注意耐寒锻炼,提高机体免疫力;在寒冷或气候转变时,注意保暖,防止感冒发生;保持良好的饮食习惯,戒烟戒酒,进食高热量、高蛋白质、高维生素饮食。

2)二级预防:通过筛查发现高危人群,做到早发现、早诊断、早治疗,并及时进行管理;建立健康档案和监测资料,确定可干预因素,实施有针对性(如吸烟、职业接触、环境污染等)的干预策略;提高高危人群自我保健能力,减少呼吸道感染的发生和进展。

3)三级预防:通过健康教育,提高患者及有关人员对疾病的认识和自身处理疾病的能力。改变患者态度,纠正不良生活行为,提高患者生活质量。措施包括:使患者了解 COPD 的临床基础知识;教育与督促患者戒烟;掌握了解一般和某些特殊的治疗方法;学会自我缓解病情的技巧,如腹式呼吸及缩唇呼吸锻炼等;了解赴医院就诊的时机;社区护理人员定期随访管理。

(2)COPD 的社区康复护理:通过正确的诊断、治疗、康复训练、情感和心理的支持以及宣教和咨询,形成一种个体化的医学实践程序,从而稳定或逆转 COPD 的过程,最大限度地恢复患者的身体功能和正常的社会活动能力,提高患者的生活质量。COPD 的社区康复护理包括保持良好居住环境、耐力训练、家庭用氧指导、呼吸肌训练、作息指导、营养支持、心理支持、预防并发症等多方面。

1)保持良好环境:室内空气清新,每天定时通风 2 次,每次 15～30 min,避免刺激性气体、烟尘等,保持室内温度在 18～28 ℃,湿度 50%～70%。睡眠时保持环境安静,心情放松,辅以适合的照明。

2)呼吸训练:COPD 患者应坚持呼吸肌训练。

①腹式呼吸(膈呼吸):对于有 CO_2 潴留的 COPD 患者,腹式呼吸更有价值。腹式呼吸主要通过腹肌和膈肌的收缩,增大肺泡通气量,从而达到改善肺功能的目的。患者取坐位或卧位,一只手放在胸部,另一只手放在腹部,当深吸气时腹部鼓起,呼气时,腹部收缩,收紧腹肌可协助将空气挤出肺脏外。开始每日 2 次,每次 10～15 min,以后逐渐增加次数和时间,争取成为自然呼吸习惯。

②缩唇呼气法:又称吹笛样呼气法,缩唇呼吸可增加呼气时的阻力,防止支气管及小支气管为增高的胸腔内压过早压瘪,增加肺泡内气体排出,减少肺内残气量,从而可吸入更多的新鲜空气,缓解缺氧症状。患者闭嘴经鼻吸气后,缩唇吹口哨样缓慢呼气,呼吸频率<20 次/min,吸呼比为

1∶2。呼气流量以能使距口唇15～20 cm处的蜡烛火焰倾斜而不灭为度,以后可逐次延长距离至90 cm,并逐渐延长时间。

③缓慢呼吸:这是与呼吸急促相对而言的,其目的是减少解剖无效腔,提高肺泡通气量。因为当呼吸急促时,呼吸幅度必然较浅,潮气量变小,解剖无效腔所占的比值增加,肺泡通气量下降,而缓慢呼吸可纠正这一现象,但过度缓慢呼吸可增加呼吸功,反而增加氧耗,因此,每分钟频率宜控制在10次左右,初练者每练习3～5次后可暂停数分钟,然后再练,如此反复直至完全掌握。

④呼吸操训练:深呼吸与扩胸、弯腰、下蹲和四肢活动等相结合的各种体操运动,可分为卧、坐、立位体操,原则上先从卧位体操开始锻炼,熟练掌握后按顺序转移到坐位和立位体操。

3)家庭用氧指导

①用氧前准备:保持舒适的体位以减少机体耗氧。最好是端坐体位,学会放松肩和颈部肌肉,呼吸时应尽量延长呼气时间,保持有节律的呼吸,养成安静、不慌张的习惯。有条件的患者可在家中进行氧疗,最好在夜间进行。

②用氧方法:家庭氧疗一般是经鼻导管吸入氧气,COPD患者每天进行持续低流量家庭氧疗(流量1～2 L/min,吸氧持续时间每日10～15 h)。长期氧疗的目的是使患者在静息状态下,达到$PaO_2 \geqslant 60$ mmHg和(或)使SaO_2升至90%,这样才可维持重要器官的功能,保证周围组织的供氧,延缓肺心病的发生,明显改善生活质量。

③家庭氧疗的注意事项:提供吸氧装置,检查流量表,告知患者及其家属经常检查导管是否通畅,指导如何使用设备及调节;一般采用氧气瓶或制氧机,氧气枕给氧时间短,达不到长期氧疗的目的;每天更换湿化水,每周清洗湿化瓶2次,每2～4周更换新的吸氧管,患者及其家属要学会自行观察口唇、甲床、鼻尖、颊部皮肤黏膜及肢端的颜色,不随意调节氧流量,切忌长时间、高流量吸氧,进行安全用氧教育,氧气瓶要妥善固定,在氧气使用过程中应防止明火,在吸氧过程中禁止吸烟,运送装置时注意防震动。

4)全身运动训练:全身运动锻炼能够增强四肢肌力和耐力,减少代谢和通气的需要,有助于缓解呼吸困难和提高机体免疫力。慢性肺部疾病的患者在缓解期主要采用有氧训练和医疗体操,通常采用以步行为主的有氧训练方式,训练方案应结合患者个体情况、兴趣和环境,简单易行又不昂贵,如呼吸操、太极拳、散步、游泳、爬山、上下楼梯、骑车等。训练强度则因人而异,以自感劳累强度为运动强度指标,一般每周训练2～3次,每次持续运动20～30 min。

COPD康复训练是一项长期、艰苦的工作,坚持全身运动训练应量力而行,难度、强度和量都应循序渐进;运动时和运动后均不应该出现明显气短、气促或剧烈咳嗽,如果出现与平常不同的变化,例如疲劳、乏力、头晕等,应暂停训练,并及时就诊。

5)保持和改善呼吸道通畅:如采取坐位或半卧位,有利于肺的扩张;指导患者进行有效的咳嗽,增加分泌物的排出,以改善通气功能;胸部叩拍技术,即手指并拢,掌心呈杯状,自下而上从外到内进行叩拍;体位引流促使各肺叶或肺段气道分泌物的引流排出。

6)心理护理:COPD病程长,患者的缺氧所造成的呼吸困难极大地限制了患者的活动范围和强度,使患者丧失了工作能力甚至个人生活自理能力,容易产生自卑、沮丧、忧郁、焦虑等情绪,这些可进一步加重患者的残障程度。指导患者学会放松、减压和控制惊恐,有助于减轻呼吸困难及焦虑,家庭、朋友和社会的支持和鼓励使他们能从容面对现实,增强战胜疾病的信心。

7)饮食指导:COPD患者应摄入充足的热量、蛋白质及富含维生素的食物,以增加免疫力,减少感染的机会。一般蛋白质摄入量为 1.2～1.5 g/(kg·d)，以优质蛋白为主，每日补钙和摄入富含维生素 C 和维生素 A 的食品；少量多餐，以免过饱引起呼吸不适；避免食用过冷、过热、生硬食物和饮用咖啡、浓茶、可乐饮料；避免进食辛辣食物，以免刺激咽部引起咳嗽；使用消毒性漱口水漱口，保持口腔卫生，预防肺部感染。

8)并发症的预防:COPD 患者发生呼吸道感染,往往易并发呼吸衰竭和心力衰竭,因此,应及时控制感冒症状,注意观察并记录 24 h 尿量,作为调整利尿剂的依据,还要注意补钾、观察呼吸情况等,一旦出现气短、胸闷、气喘、末梢发绀等明显呼吸衰竭症状应及时到医院诊治。COPD 患者出现心力衰竭时,会出现不同程度的下肢水肿,家属应注意观察。稳定期进行长期家庭氧疗,对具有慢性呼吸衰竭的患者可提高其生存率。

2.脑卒中患者的社区康复:脑卒中,又称"中风"或"脑血管意外",是由脑血管循环障碍引起的一组以局灶性神经功能缺失为共同特征的急性脑血管疾病。脑卒中的发病率、死亡率和致残率均较高,目前我国有脑卒中患者约 700 万人,每年有 150 万人新发脑卒中。脑卒中的危险因素可分为可干预因素(如高血压、高脂血症、糖尿病、心脏病、肥胖、吸烟)和不可干预因素(如年龄、性别、气候、遗传等)两大类。

(1)脑卒中的社区管理

1)一级预防:主要针对健康人群的管理。采用专题讲座、宣传资料、板报等多种形式,在社区进行健康教育和健康管理,加强早期干预,使社区人群了解脑血管病的危险因素,改变生活中的不良生活习惯,如避免精神紧张、控制体重。进食低胆固醇、低脂、高维生素食物,戒烟酒等,预防脑卒中的发生。

2)二级预防:主要针对脑卒中高危人群的管理。高血压是脑血管疾病最重要的危险因素,因此,控制血压是预防脑血管意外的重要措施之一。加强脑血管疾病危险因素的监测,如血压、血糖、血脂和短暂性脑缺血发作。争取做到早期发现并尽早采取有效的干预措施,避免脑卒中的发生。

3)三级预防:主要针对脑卒中患者的管理,目的是减少后遗症和并发症的发生,提高生活质量。同时指导患者及其家属树立战胜疾病的信心,并提供预防脑卒中合并症的护理措施。

(2)脑卒中患者的社区康复护理:脑血管病病程长,治疗效果差,恢复慢,并发症多,在家中除用药物治疗外,还需加强护理。

1)居家环境的评估:社区护理人员在对脑卒中患者进行家庭访视时,要注意评估居住环境,是否存在不利于患者活动的障碍物或可能导致患者受伤的隐患。护理人员可指导家属进行方便患者的活动,保障患者安全的环境改造。

2)心理疏导和支持:护理人员应适时对患者进行心理疏导,消除其焦虑、恐惧等不良情绪,帮助患者树立信心,稳定情绪并让患者参与康复护理计划的制订,鼓励患者主动进行肢体康复训练。同时,护理人员应细心发现患者的每一点进步,并予以及时鼓励和表扬,帮助患者建立康复的信心。

3)运动康复训练:疾病初期就应注意保持良好的肢体功能位置;指导照顾者对患者进行被动关节运动;鼓励患者床上运动,注意保护,防止坠床或受伤等;指导患者进行床上翻身、床上坐起、床边行走、步行训练和日常生活能力训练,以及手指小关节的精细运动练习;鼓励患者主动训练,身体条件允许的患者可以到社区医院的康复室训练;对患者进行定期的康复护理评估,并让患者和照顾者参与康复护理计划的制订。

4)居家照护:护理人员除了提供咨询和指导外,更可转介社区资源(居家照护机构、社会服务资源等),并使患者及其家属了解预防再度发病的一些措施,掌握突发患者的家庭救护,如尽快清除患者口鼻中的分泌物和呕吐物,昏迷患者头偏向一侧,避免呕吐物逆流引起窒息。运送患者时应保持平卧位,注意头部朝上,以减少脑部充血。

5)预防并发症:由于长期卧床的脑卒中患者容易出现痔疮、泌尿道感染、肺炎、便秘等并发症,因此,护理人员要注意观察有无并发症的早期表现,指导照顾者掌握护理要点及方法,如每 2 小时变换体位,采用气垫床,避免受压和擦伤皮肤等。

3.高血压病患者的社区康复:原发性高血压是导致心血管并发症的重要原因。通常在未使用抗高血压药物的情况下(多次测量),收缩压≥140 mmHg,舒张压≥90 mmHg 即可诊断为高血压,或既往有高血压史,目前正在使用抗高血压药物,现血压虽未达到上述水平,也应诊断为高血压。目前我国的高血压人群中存在着"三高三低"的特点,即患病率高、危害性高、病死率高,知晓率低、治疗率低和控制率低。

(1)高血压病的社区管理

1)一级预防:主要是针对社区健康人群的保健管理,包括建立健康档案;通过广泛宣传,使人们认识高血压发病的危险因素,设计实施有针对性的干预计划;以倡导健康生活方式为主要内容的健康教育和健康促进活动,增强自我保健意识和防护能力,如合理的膳食、适当的运动、戒烟限酒等;对 A 型性格的人(容易产生恼怒、激动、发怒和急躁)采取定期的心理咨询,逐渐弱化 A 型行为的上述反应。

2)二级预防:主要针对高危人群的管理。实施危险因素筛查和监测(如血脂、体重指数等);开展行为干预(指导戒烟、减轻体重等),定期体检(每年至少测量 1 次血压),以早期发现,早期诊断高血压;通过建立健康档案、定期随访、用药指导和健康教育等手段,进行规范化治疗和管理,防止高血压加重,预防并发症;培训社区血压测量员,为居民测量血压,并对高血压人群的血压动态变化、影响因素变化、认知情况变化、行为变化等进行监测。

3)三级预防:主要是对高血压患者的管理。社区护理人员应针对患者的具体情况给予干预,以达到最大限度地降低心血管病病死率和致残率的目标。包括:坚持治疗,除自觉改变不良的生活习惯外,对于高血压患者坚持长期、规则、按医嘱正确服药尤为重要;定期测量血压,每周 1～2 次并作记录,密切观察药物的疗效和不良反应;对患者及其家属进行健康教育,以提高他们的遵医行为。

(2)高血压病患者的社区康复护理

1)控制体重:控制体重可使高血压的发生率降低 28%～40%,减轻体重的措施主要为限制热量的摄入和增加体力活动。

2)合理膳食:指导高血压患者的饮食要做到低盐、低脂。具体包括:低脂肪、低饱和脂肪、少糖和低盐,适当增加钾、钙、镁的摄入。正常人每天摄盐量应在 5 g 以内,而高血压患者钠的摄入量应在 1.5～3.0 g。除食盐外,还要考虑其他钠的来源,包括盐腌制的食品以及食物本身含有的钠盐。限盐前的血压越高,限盐降压的作用越明显;在限制的能量范围内,应做到营养平衡,合理搭配脂肪、蛋白质和碳水化合物的热能比,适当补充微量元素,每日进食水果、蔬菜;不吸烟、不酗酒。

3)适量运动:体育运动既能增加能量的消耗,又能改善葡萄糖的耐量,增加胰岛素的敏感性,对控制高血压有利。患者血压稳定且无明显并发症时,可进行适当运动,如快步走(每日步行约 3 km,时间在 30 min 以上,每周进行 5 次)、慢跑、骑自行车、游泳、跳绳、打羽毛球等,当患者血压控制不理想或有明显并发症时,只能进行较温和的运动,如散步、做操、打太极拳等。

4)血压监测指导:指导患者家属正确掌握血压的测量方法,要求定体位、定部位、定时间、定血压计,以及相对固定的测量人员,并准确记录。一般情况下每日测量血压1~2次,当出现头晕、头痛、眼花、耳鸣、失眠等症状时应增加测量次数,并作好记录。

5)正确用药指导:绝大多数的高血压患者都需终身服药,降压药的选择主要取决于药物对患者的降压效果和不良反应。因此,能有效控制血压,并适宜长期治疗的药物是合理的选择,必须督促患者遵循医嘱服药,定期测量血压,记录血压变化及服药情况,使患者及其家属掌握药物效果和对不良反应的观察,避免降压过快、过低,而致体位性低血压的发生。

6)心理护理:高血压患者的心理健康与否,将直接影响治疗与康复的效果。心理康复的主要目的是使患者提高对本病的认识和对治疗的重视程度,树立积极向上的生活态度,消除各种不良因素对情绪的影响,鼓励患者选择适合自己的文娱活动,增加社交机会,提高生活质量。针对不同情况制订个体化的心理调适与护理方案,如采取支持性心理护理、情绪治疗、松弛疗法和音乐疗法等。

4.糖尿病患者的社区康复:糖尿病是由于胰岛素分泌或作用的缺陷而引起的以糖代谢障碍为主的全身代谢性疾病。临床上以高血糖为标志,严重者可引起肾脏、神经和血管等多个系统损害,久病后可导致严重的并发症。本病可分为1型糖尿病(即胰岛素依赖型),2型糖尿病(即非胰岛素依赖型),其他特殊类型糖尿病和妊娠期糖尿病。目前,糖尿病在我国已成为仅次于心脑血管疾病和肿瘤的第三大死亡原因,而糖尿病的慢性并发症是造成患者致死、致残的重要因素。因此,预防和控制糖尿病、防止糖尿病并发症,以及改善全身功能状态至关重要。

(1)糖尿病的社区管理

1)一级预防:目的是纠正可控制的糖尿病危险因素,预防糖尿病的发生。通过宣传糖尿病知识,提高居民对糖尿病及其危害性的认识;提倡健康的生活方式,加强自我保健,有效降低危险因素;定期体检,一旦发现有糖耐量或空腹血糖异常,应及早实施干预;针对高危人群开展糖尿病教育,强调控制糖尿病危险因素的重要性,进行生活方式的干预,同时加强体检和筛查血糖,尽早发现糖尿病。

2)二级预防:对于每一位糖尿病患者应确立血糖控制目标。为患者制订饮食计划、运动计划、血糖监测计划;教会患者如何监测血糖及尿糖;纠正可能导致并发症的危险因素,进行并发症筛查。

3)三级预防:目的是提高糖尿病患者的生活质量,减少糖尿病的致残率和病死率。应督促患者定期进行肾功能、视网膜、周围神经等的检查,以减少糖尿病肾病、糖尿病眼病、周围神经病变等慢性并发症的发生。

(2)糖尿病患者的社区康复护理

1)饮食疗法:目标是控制血糖、维持理想体重,最大限度减少或延缓各种并发症的发生。饮食疗法是糖尿病治疗中最基本的治疗方法,护理人员在治疗前要向患者介绍饮食疗法的目的、意义、原则及具体措施,以取得患者的配合。

①糖尿病膳食原则:主要原则是摄取适量的热量、营养均衡及正确而规律的饮食习惯。具体为:每餐有4大类食物,即适当的高碳水化合物、适量蛋白质(优质蛋白)、低脂肪和低胆固醇;充足的无机盐、维生素和高膳食纤维;少量多餐(每日不少于3餐),定时定量;正确使用食品交换份,平衡膳食,烹调以清淡为主,保证营养需要;多饮水,忌烟酒。

②计算方法:计算总热量,包括计算标准体重(kg)=身高(cm)-105,根据不同体重及不同活动量的糖尿病患者膳食热量标准,计算每日需要的总热量。

食品交换份的换算：每日总热量＝标准体重（kg）×需要热量；食品换算份是指能够产生 90 kcal 热量的食物为一个食品"份"，即每日总热量÷90 kcal＝需要的"份"，如每日需要的总热量为 1800 kcal，则 1800 kcal÷90 kcal＝20 份，将膳食总热量换算成食品数量，患者根据每日所需膳食总热量，选择适合自己一天的食谱，按食品交换份表中选择相同热量的同组食物，按照自己的口味和饮食习惯进行换算，此方法简单易行（1 kcal＝4.2 kJ）。

除上述介绍的"食物热量交换份"系统外，目前国际上广泛采用一种新的糖尿病饮食控制方法——碳水化合物计数法，可以更方便、灵活地在不同类食物中进行选择、交换，而不必每天吃同样的食物。

③注意事项：计算饮食量要结合患者平时的饮食量、心理特点、日常活动量等个体差异进行计算；在热量相等的情况下患者可以使用食品交换表，在保证营养素均衡摄入的同时，还应注意患者的生活质量；充分尊重患者的个人饮食习惯、经济条件和市场条件，尽量使患者与家属一起进餐；当胰岛素用量较大时，两餐间或晚睡前应加餐，以防止低血糖的发生；注意观察进餐与血糖、尿糖变化的规律，保证血糖、血脂、体重尽量接近正常水平，以减少和避免并发症的发生。

2）运动疗法：运动疗法主要适用于 2 型胰岛素依赖型且无并发症、病情稳定的肥胖或超重者，以及血糖控制良好、无酮症酸中毒的患者。运动处方应根据患者的工作、生活习惯、个体差异及病情而定。

①运动目的：运动是糖尿病治疗的重要手段，可达到控制血糖和减少降糖药使用的作用，同时也可降低体重、改善代谢和减少心血管并发症的发生。经常参加运动的患者还可防治骨质疏松，提高生存质量。

②运动方法：糖尿病患者运动应以规律、有序、有度的有氧运动为宜，低至中等强度的有氧运动训练最适用于糖尿病患者，如步行、慢跑、登楼、游泳、划船、有氧体操及球类等活动，也可利用活动平板、功率自行车等器械来进行，运动方式因人而异。运动时间每周 3 次以上，每次 15～30 分钟。患者应学会自己测脉搏，检测心率，以确定运动量，还应学会计算自己的目标心率，即靶心率。运动应循序渐进、持之以恒，在确保安全的前提下进行锻炼，不宜参加比赛和剧烈活动。

③运动中的注意事项：运动时间相对固定，运动前后应测血糖；穿着舒适的鞋袜，运动前做好准备活动；运动中出现胸痛、胸闷症状，应立即停止运动，原地休息，含服硝酸甘油，如未缓解应立即就医；最好与他人一起运动，发生意外时可得到及时救助，若发生低血糖应立即停止运动，口服含糖饮料或食品，若不能缓解，应立即就医；病情控制不佳的患者、有急性并发症的患者、慢性并发症在进展期的患者不宜参加运动；运动时应随身携带糖尿病急救卡（注明姓名、地址、电话号码），以及携带饼干或糖果，并随时补充水分；胰岛素注射部位以腹壁脐旁为宜，尽量避开运动肌群，以免加快该部位胰岛素吸收，诱发低血糖。

3）自我监测指导：教会患者自我观察和记录病情的方法，包括每天饮食、精神状态、体力活动、胰岛素注射及血糖、尿糖、尿酮的检查结果等；指导患者掌握有关血糖及尿糖检测的具体要求。教会患者自我监测血糖、尿糖的方法；教会患者正确的用药知识与技巧，掌握胰岛素注射的正确方法，告知血糖异常的表现及其相关处理方法。

4）并发症的预防

①低血糖：轻度低血糖时可出现心慌、手抖、饥饿、出冷汗等表现。严重时可昏迷，甚至死亡。预防低血糖需注意：药物治疗逐渐加量，谨慎进行调整；定时、定量进食；在体力活动前吃一些碳水化合物食物；不要过多饮酒；如患者出现上述低血糖症状，应尽快口服含糖饮料，如橙汁、糖水、可乐

等,或吃一些糖果、点心。意识不清的患者应立即送医院治疗。

②糖尿病足:糖尿病足是中晚期糖尿病患者的常见并发症,也是糖尿病致残的主要原因之一。糖尿病足的特点为下肢疼痛、皮肤溃疡,间歇性跛行和足部坏疽。早期腿部发凉、足部疼痛和间歇性跛行常不被重视,晚期则下肢皮肤发黑、继发感染、局部溃疡不愈合,严重者导致糖尿病性肢端坏疽。糖尿病足自我护理的重点是防治"高危足",即糖尿病病史在5年以上,并有上述症状者应提高警惕。

糖尿病足的预防和护理措施包括保护高危足:穿合体鞋(不穿高跟鞋),鞋袜要舒适透气,冬季注意足部保暖;正确修剪脚指甲;经常检查足部有无外伤与破损;正确处理伤口;对于小伤口应先用消毒剂(如乙醇)彻底清洁后用无菌纱布覆盖,若伤口在2~3天仍未愈合应尽早就医;避免使用碘酒等强烈刺激性的消毒剂和紫药水等深色消毒剂;不用刀削足部鸡眼,不使用鸡眼膏等腐蚀性药物,以免发生皮肤溃疡。

5)心理康复护理:糖尿病是一种慢性疾病,病程较长,患者易出现各种心理障碍,而不良的心理行为可导致血糖的升高,对病情的控制不利。因此,要重视糖尿病患者的心理干预,采取有效的心理疏导措施,减少各种不良刺激对患者的影响。控制糖尿病需要患者、家属和医务人员之间的密切合作,通过有目的地与患者进行交谈等形式,消除不良的心理因素,保持情绪稳定,并使患者掌握转移、宣泄、逃避与控制、自我安慰等自我心理调适的方法。

6)健康教育:糖尿病的健康教育是整体康复护理的一个重要组成部分,应根据患者的具体情况制定糖尿病健康教育计划,通过采用举办专题讲座或看专题录像、发放宣传资料、召开病友联谊会、设立糖尿病患者护理专题门诊或电话随访等途径,以提高患者对糖尿病的认识,了解持久高血糖的危害性以及控制高血糖的可能性和重要性,加强自我监护和提高自我保健,主动配合治疗。

5.冠心病患者的社区康复:冠状动脉粥样硬化性心脏病(简称冠心病),是指由于冠状动脉粥样硬化使血管腔狭窄或闭塞导致的以心肌缺血、缺氧为特征的心脏病。根据冠状动脉病变的部位、范围、血管阻塞程度和心肌供血不足的发展速度不同,可分为无症状型冠心病、心绞痛型冠心病、心肌梗死型冠心病、缺血性心肌病型冠心病、猝死型冠心病五种类型。

(1)冠心病的社区管理

1)一级预防:针对健康人群的管理。预防冠心病要从儿童青少年入手,如培养良好的生活习惯,劳逸结合、坚持运动、合理膳食、防止肥胖及高血脂,不吸烟不酗酒,避免长期精神紧张和情绪过分激动。

2)二级预防:通过对高危人群的定期体检筛查,早期发现、早期干预。主要监测内容为血压、血糖、血脂和心电图等,以及采取药物或非药物方法预防冠心病复发或加重。目的是改善冠状动脉的供血,减轻心肌耗氧,减轻动脉粥样硬化。

3)三级预防:对已确诊的患者,通过健康教育和指导,使其坚持药物治疗,控制病情发展,最大限度地改善生活质量。

(2)冠心病患者的社区康复护理

1)膳食指导:冠心病患者应选择低热、低脂饮食,多吃水果蔬菜,定时定量;注意每日饮水量和食物中纤维素的含量;禁忌烟酒、咖啡等,调整生活方式,保持大便通畅,避免用力排便。

2)运动训练:鼓励患者运动,定期检查和修正运动处方,冠心病患者以低强度和中等强度运动训练较为安全。根据患者的年龄、性别、个性爱好、临床表现、治疗目标等,在确保安全的前提下,因人而异地制订个体化康复运动方案。合适的运动量是在运动时稍出汗,轻度呼吸加快,但不影响说话,次日晨起感觉舒适,无持续的疲劳感和其他不适感。如运动时出现胸部不适、无力、气短、骨关节疼痛等应停止运动,及时就医检查处理。

3)用药指导:冠心病患者要定期到医院检查并按时服药,注意控制病情的发展,患者应随身携带硝酸甘油和救急卡,有心绞痛或心肌梗死发作时,就地休息、服药,及时就医。

4)病情观察:指导教会患者及家属识别一些心绞痛和心肌梗死发作的非典型症状,如腹部疼痛和不适。对老年人或有高血压、糖尿病、心脏病家族史者,若出现不寻常的严重消化不良症状,持续20~30分钟应怀疑是心脏病发作,及时送医。

5)预防呼吸道感染:冠心病患者的居住环境应舒适安静,保持适宜的温湿度,空气新鲜,根据天气变化增减衣物。

6)心理行为干预:通过暗示、说服、解释、保证、教育等对患者施加良好的心理影响,教会患者处理应激的技巧和放松方法,纠正 A 型行为,保持心理平衡。

6.老年性痴呆患者的社区康复:老年性痴呆,又称阿尔茨海默病(Alzheimer's disease,AD),是指老年人在无意识障碍的情况下,由于潜隐型起病的脑功能障碍所致的获得性、渐进性认知功能障碍。目前对本病的治疗仍缺乏特效药物,病因至今仍不清楚,可能与衰老和遗传有关。流行病学调查结果显示:60 岁以上本病患病率为 2.2%,65 岁以上为 3.06%,70 岁以上为 4.69%。由于阿尔茨海默病发病率随年龄的增长而增高,因此,本病已成为 21 世纪威胁老年人健康的最严重疾病,将会给患者的家庭和社会带来很大的负担和压力。社区康复护理的主要目标是,在增强患者体质的前提下,通过延缓疾病的发展,减少躯体并发症和智能个性方面的进一步衰退,防止出现并发症,从而减少致残率和病死率。

(1)老年性痴呆患者的社区管理

1)一级预防:社区护理人员应积极开展各种形式的健康教育和咨询活动,增强老年人的自我保健意识,以减缓机体老化、有效地预防疾病、促进老年人的健康。包括:使老年人认识和了解老年性痴呆的发病原因、早期症状及预防措施;指导老年人参加适宜的运动;坚持读书、看报,保持良好的思维能力,防止"废用性脑萎缩";重视营养的补充,多食核桃、芝麻、花生、大豆,以及牛奶、鸡蛋、动物瘦肉等优质蛋白质食物,以补充脑细胞的营养。

2)二级预防:早期预防和积极治疗对延缓老年性痴呆的发展和改善患者的生活质量具有重要意义。社区护理人员应配合医生,定期对老年人进行身体检查,评估老年人的身心功能情况及生活质量,并建立健康档案,对具有临床记忆障碍的患者,如脑血管疾病,尤其是脑卒中发生后 1~3 年内的患者,进行动态神经心理检测及必要的辅助检查,以便及早诊断和治疗。

3)三级预防:老年性痴呆患者本身对事物缺乏主动性和自知力,常需要家属监护和照顾,因此,对其家庭照顾者的教育和辅导也很重要。社区护理人员应指导患者、家属共同制订和实施护理计划,如生活自理能力的训练,最大限度地改善生活质量,同时采取必要的安全保护措施,预防或减少老年性痴呆患者的行为问题和躯体并发症。

(2)老年性痴呆患者的社区康复护理

1)心理护理:老年性痴呆患者在出现智力衰退的同时,常伴有情绪的变化,如抑郁、欣快、淡漠、行为散漫或不稳定,甚至出现暴怒等冲动行为,对此可针对不同的情况采取相应措施。

①对初期或轻度痴呆患者采取支持性的心理康复很有效,与患者保持良好的沟通,适当安排患

者从事其力所能及的活动和合适的康复项目,力求使其在活动中获得愉快和满足。

②对于智能全面衰退的患者,接受心理护理有一定的难度,应用通俗易懂的语言反复指导,尤其要通过细心观察,了解患者的生活习惯和主要问题。

③对于出现偏执、多疑、烦躁等精神症状的患者更应加以及时疏导,积极协调患者的人际关系,使之能与他人和睦相处。

2)运动康复指导:目的是改善痴呆老人的运动障碍,提高其运动技能和改善生活自理能力,有助于老年人保持积极的生活态度,增进人际关系,起到调节精神、陶冶情操、愉悦身心、丰富生活的作用。运动康复指导包括以下训练:①身体感知训练,以增强触觉感觉输入为基础,用本体感觉和运动觉来改善其功能性运动。②音乐和运动训练,通过唤起注意力,提高患者的运动效果与兴趣;社区护理人员应指导老年人根据自身的体能状况、兴趣爱好,选择适合自己的活动方式。③功能活动训练,在身体许可的情况下,安排适当的康复锻炼,指导帮助老年人进行散步、气功和各种拳操等运动量较小的活动,或借助轮椅到户外活动,以增强患者的体质。

3)作业疗法训练:由于痴呆患者的认知功能全面衰退,因此,除了作业活动、日常生活能力的训练外,还应包括认知障碍的康复训练。安排合理妥当的作业疗法,如手工制作花卉、插花等。锻炼手部的细小动作有助于减慢痴呆病情进展,消除焦虑等不良心理行为。

4)日常生活能力训练:凡是患者能自己做的活动,尽量让其自行完成,护理人员给予监护和指导。通过训练,争取使患者日常生活全部或部分自理,如反复训练患者穿衣、行走、洗漱、进食、上厕所等基本活动,并能坚持一定量的步行运动和从事简单的家务劳动等。

①增进与协助患者自我护理:包括穿衣、洗脸、进食、排泄等活动,尽量让其独立完成。自理有困难者,护理人员和家属协助其进行,不要完全介入,以免患者自理能力过早丧失。

②加强认知活动:让患者练习书法、绘画或拼图等,使其集中注意力,增强记忆效果,增加愉悦感。此外,也可利用患者患病前的记忆习惯,如记事本、手表或时钟等提醒患者,帮助患者恢复以前的生活经验和能力,以克服记忆障碍。

③增强定向力:耐心指导患者熟悉现有的事件、时间、地点和人物等,增强患者的定向力。痴呆患者首先出现的症状是记忆力下降,且随病情的发展逐渐加重,所以反复训练患者记住病室的环境、物品的放置、周围的人和事,有利于减缓其记忆力衰退的过程。因此,患者居住的环境布置力求简单,摆放患者熟悉的物品,不要经常更换。

④增加人际交往和沟通:由于记忆力和定向力的障碍,患者会出现人际交往退缩的现象,从而导致焦虑、孤独感和抑郁情绪。社区护理人员和患者家属应主动与患者交流,与患者交谈时语言要简短明了,速度要慢,必要时配合肢体语言、目光、表情进行沟通。此外,应经常陪患者参加娱乐活动及户外活动。

5)安全防护

①意外防护:妥善安排好患者的周围环境,管理好危险物品,切断电源和煤气开关,刀剪、药品等要收藏好;让患者远离水瓶、电插头等危险物品;使用热水袋、火炉取暖时,应注意防止烫伤。

②防止跌倒或坠床:由于老年人视觉、听觉功能减弱,平衡功能衰退,容易跌倒。居家设置应符合安全要求,设施要简单,地面要防滑,床边最好设护栏。

③防止走失:患者外出时要有人陪护,对定向力严重障碍的患者,应避免单独外出,轻者可在其口袋中放上识别卡,记录姓名、家庭地址和联系电话等,以防走失。

6)并发症的预防

①防止压疮:做好生活护理,督促和协助患者保持个人卫生;加强营养,给予高蛋白、高维生素的软食和流质饮食;对卧床患者要经常更换体位,保持衣、被的清洁干燥,防止发生压疮。

②防止呛噎:老年人进食时,体位要合适,尽量采取坐位或半坐位,并且注意力要集中,食物应细软,干稀适宜,细嚼慢咽,进食时尽量不要交流。夜间睡眠以侧卧为好,以防口腔分泌液逆流引起呛咳。

③预防感染:老年人免疫功能低下,应注意预防感染。不宜去拥挤的公共场所和过多会客,患呼吸道感染或发热的老年人更应注意。

7.癌症患者的社区康复:癌症是危害人类健康和生活质量的主要疾病之一,它具有发病率高、死亡率高、易发生转移、危害严重的特点。近年来,癌症发病率正逐年增加,目前我国每年平均约有150万人新患癌症,每年约有80万人死于癌症,其中以肺癌、胃癌、食管癌、肝癌、乳腺癌、宫颈癌多见。无论何种部位的恶性肿瘤,如不能及时治疗,终将会危及健康和生命,并给患者、家庭、社会带来巨大的精神压力和经济负担。

(1)癌症的社区管理:虽然目前还没有根治癌症的特效方法,但是国内外的经验已证明有1/3的癌症是可以预防的,1/3的癌症如能及早诊断则可能根治,还有1/3的癌症可通过有效的治疗延长生命、减轻痛苦、改善生存质量。因此,社区的癌症管理工作非常重要。

1)一级预防:一级预防的目的是认识危险因素。采取健康生活方式,防止癌症发生。在社区开展各种形式的活动,帮助居民发现危险因素,提高对各种危险度的认知度,主动采取有益于健康的生活方式。如胃癌、乳腺癌、直肠癌与饮食的关系密切,饮食中应避免食用亚硝酸盐类食物,忌吃霉变食品,少吃腌制、熏制及油炸类食物等。

2)二级预防:通过组织特定人群的癌症普查工作,对高危人群的定期体检,以及自我保健能力的提高,有利于早期发现、早期诊断、早期治疗。社区护理人员应通过各种形式的健康教育,帮助居民掌握癌症的一些早期表现及自我检查的方法。

3)三级预防:目的是延长生存时间,提高生活质量。社区护理人员应根据患者的情况,进行伤口护理、造口护理、管道护理,对家属进行必要的居家护理指导,尽量使患者能够正常地生活和工作。对于选择在社区临终关怀病房或家中度过人生最后阶段的患者,应采取有效措施,控制症状,减轻患者的痛苦。

(2)癌症患者的社区康复护理

1)保持乐观情绪:严密监测患者的心理和情绪变化,对有悲观、回避、崩溃及有轻生倾向者,应及时针对性地给予支持和指导,使其情绪稳定,接受现实,防止意外。乐观、良好的心态对于癌症患者的康复和提高生活质量是非常有益的。因此,通过把社区内的癌症患者组织起来,开展各种活动,让他们互相交流抗癌经验及康复的体会,可起到群体康复的作用。

2)日常生活指导

①生活环境的整洁舒适:每天应根据身体情况适当运动,行动不便的患者也应经常到户外呼吸新鲜空气。

②合理均衡的营养:饮食清淡易消化,注意补充热量和蛋白质。恶性肿瘤患者因食欲减退、消化功能障碍等而致营养不良,使患者难以完成有关综合治疗,不利于术后的放疗、化疗,也易导致免疫功能下降而使癌症复发。因此,要注意患者的食谱,合理膳食,保证足够的蛋白质、维生素和热量。

③运动康复指导:要为患者创造良好的康复环境,制订循序渐进的体能恢复计划,如散步、保健操、气功以及文体活动。对某些术后患者需要进行功能训练指导、并发症的处理和辅助装置的配置等,护理人员要了解患者的需要,制订个体化的康复护理计划,协助患者恢复功能。如乳腺癌患者需要进行上肢功能的锻炼;喉癌术后患者需要接受人工喉发音的训练。

3)手术后患者的护理:社区护理人员要了解患者所接受的手术方式、范围,评估患者伤口愈合情况,制订护理计划。如果患者有造口,要了解造口的情况以及患者和家属是否掌握了护理方法。

4)放化疗患者的护理:要了解患者放化疗的方案、常见不良反应及出现时间。注意监测患者的白细胞、血小板计数;有呕吐、腹泻的患者要注意防止脱水和水电解质失衡;有口腔溃疡的患者督促其保持口腔清洁,防止并发感染;同时要教会患者及家属观察放化疗的不良反应,并掌握应对措施。

5)带有管道患者的护理:部分处于化疗间歇期的患者可能带有深静脉插管或静脉高价营养管道回家休养。社区护理人员要定时进行管道护理,教会患者及家属观察感染征象,注意保持局部干燥。

6)临终患者的护理

①满足患者的需要:患者的居住环境要整洁、室内保持适宜的温湿度,空气新鲜。对于临终患者生理上、心理上的要求,社区护理人员应与家属配合,尽量满足,让患者在生命的最后时刻保持做人的尊严,没有遗憾地离去。

②缓解或减轻疼痛:主要是疼痛及其他一些癌症常见症状的控制。社区护理人员应及时准确地评估患者的疼痛程度,和医生一起制订个体化的用药方案,正确选择给药时间与途径,注意观察患者用药后的反应。此外,某些非药物(如放松术、音乐疗法、生物反馈、针刺疗法等)方法也有一定的镇痛效果。通过有效交流,用同情、安慰、鼓励和分散注意力等方法消除患者对疼痛的恐惧感,提高痛阈。

③心理安慰和支持:护理人员应该了解患者面对死亡时的各种心理反应,鼓励患者说出内心的忧虑和痛苦,帮助他们从对死亡的恐惧与不安中解脱出来,使他们能够平静、安详地离去。临终患者的家属因长时间照顾亲人,目睹亲人的病痛,又面临失去亲人的悲痛,同样需要护理人员的安慰与帮助。护理人员可以通过语言交流、指导他们照顾临终亲人的方法,减轻他们的痛苦。

第二章 传染病的社区预防与护理

新中国成立以来,我国传染病的预防和控制取得了巨大成就,如消灭了天花,有效控制了人间鼠疫、白喉、伤寒、麻疹、乙型脑炎、脊髓灰质炎、梅毒等危害较大的传染病。据统计,我国传染病发病率仅从 2012 年到 2018 年就由 2076.17/10 万下降到 185.98/10 万,其病死率也从3.07/10 万下降到 0.26/10 万。但随着我国经济的发展,国内国际人员交流的日益频繁,淋病、梅毒等性病死灰复燃,且有愈燃愈烈的趋势;艾滋病的发生与蔓延持续上升;新传染病时有发生,尤其是 2003 年非典型性肺炎的暴发。这些均说明传染病的预防与控制仍是我国所面临的十分严峻的公共卫生问题。也说明在相当长的一段时间内,我国城乡社区卫生服务工作中必须始终把传染病的防治作为主要工作来抓,而社区护理更应重点做好社区传染病患者的护理与管理。

第一节 传染病的相关知识

社区护理人员在传染病的防治工作中,担负着重要的角色。因此,社区护理人员应掌握传染病的类型、流行规律,能拟订正确、有效的防治策略与措施,并能在家庭访视、学校及社区其他公共场所进行健康知识宣教,及时对居民开展预防传染病的健康指导,做到早预防、早发现、早报告疫情、早隔离治疗,以便防治和消灭传染病;保障与促进社区居民的健康。

一、传染病的概念

传染病(infectious disease),是由病原体感染人体后引起,并能在人与人、动物与动物、人与动物间相互传播的疾病。其中人与脊椎动物均能感染并相互传染的疾病称为人畜共患疾病。病原体从已感染者体内排出,经过一定传播途径,又侵入易感者形成新的感染,并不断在人群中发生、发展和蔓延的过程,称为传染病的流行过程。而病原体进入机体后,与机体相互作用、相互斗争的过程,称为感染过程。

传染病传播快、易造成流行,严重危害居民健康,但传染病的三个基本环节,即传染源、传播途径和易感人群互相连接、协同作用时传染病才得以传播或蔓延,缺少其中任一环节,新的传染均不能发生。同时,传染病能否传播与流行还受自然因素与社会因素的影响和制约。

1.传染源:传染源指体内有病原体生长、繁殖,并能将其排出体外的人和动物。包括患者、病原携带者和受感染的动物。

(1)患者作为传染源:患者是最重要的传染源,因患者体内有大量病原体,且患者的某些症状有利于病原体的排出,如腹泻、喷嚏等。某些传染病(如水痘、麻疹等)患者是唯一的传染源。患者作为传染源的危险性,主要取决于临床类型、病程阶段、是否排出病原体及其数量、频率和患者活动范围的大小。但临床症状明显者虽常能排出大量病原体,却因能及时诊断和治疗,不易漏诊,且常需卧床休息或被隔离,而限制了其病原体的传播;轻型和隐性感染者症状轻或无症状,而往往易被误诊、漏诊,使其在人群中自由活动,难以管理,所以其是极重要的传染源;慢性或迁延型患者常间歇或持续排出病原体,时间长,活动范围大,与易感者接触机会较多,因此也是重要的传染源。

(2)病原携带者作为传染源:病原携带者无任何临床症状却能排出病原体,通过病原学检查才能发现,且行动如常,数量较多,管理较困难,也是重要的传染源。包括潜伏期病原携带者、恢复期病原携带者、健康病原携带者。

(3)受感染的动物作为传染源:一些动物性传染病可传染给人,如炭疽、狂犬病、血吸虫病等。受感染的动物可作为传染源,其危害程度主要取决于人与其接触的机会、密切程度、动物的种类、数量、传播条件,以及人们的生产活动、生活习惯、卫生条件和防护措施等。

2.传播途径:传播途径指病原体自传染源排出后,再侵入新的易感者体内,其在外界环境中所经过的路径和过程。主要传播途径如下。

(1)空气传播:包括飞沫和(或)尘埃传播,是呼吸道传染病的主要传播途径,如流行性感冒、流行性脑脊髓膜炎、结核、麻疹、非典型性肺炎等。所传播的疾病多有季节性升高的特点,多发生在冬春季节;传播途径较易实现,传播迅速、广泛;流行强度多受人口密度、生活条件、易感人口比重等因素影响。

(2)粪—口途径:病原体借粪便排出体外,污染水与食物,易感者通过饮用或食用被病原体污染的水或食物而感染,如细菌性痢疾、霍乱、伤寒、甲型病毒性肝炎等。这是肠道传染病的主要传播途径,也可传播寄生虫病。

(3)虫媒传播:指以吸血节肢动物为中间宿主或机械携带传播的传染病。如细菌性痢疾、斑疹伤寒、疟疾、流行性乙型脑炎、森林脑炎等。

(4)接触传播:经直接或间接接触方式而引起的传播。如狂犬病、性传播疾病、细菌性痢疾、伤寒、甲型病毒性肝炎、流行性感冒、沙眼、急性出血性结膜炎等。

(5)医源性传播:医疗或预防工作中,因人为因素造成的传染病传播,主要由医疗设备仪器及药品或生物制品被污染作为媒介而引起。如乙型病毒性肝炎、丙型病毒性肝炎、艾滋病等。

(6)母婴传播:病原体通过胎盘、分娩产道或乳汁的方式由母体传染给子代的过程,如HIV病毒可通过此方式感染胎儿或婴儿。

3.易感人群:易感人群是指对某种传染病缺乏特异性免疫力的人群。人群对某种传染病易感染的程度,称为人群易感性。人群对某种传染病易感性的高低取决于易感者在该人群中所占的比例,且与传染病的发生与传播有密切关系。若易感人群所占比重大,人群易感性高,传染病的发病率高;易感人群所占比重小,则人群易感性低,传染病也不易发生或发患者数少。计划免疫、传染病流行和隐性感染均可降低人群易感性,减少或终止传染病的流行。

传染源、传播途径、易感人群三个基本环节同时存在,是传染病的发生及流行的可能条件,但能否发生、流行及发生后的表现状态,还受自然环境和社会环境等因素的影响。

二、传染病的分类

1.根据发病过程可分为:①急性传染病,如霍乱、伤寒等。②慢性传染病,如慢性肝炎、慢性肺结核等。

2.根据感染的病原体可分为:①细菌,如白喉、百日咳、破伤风、流行性脑脊髓膜炎、肺结核等。②病毒,如病毒性肝炎、流行性感冒、艾滋病、脊髓灰质炎等。③立克次体,如斑疹伤寒、恙虫病等。

④寄生虫,如蛔虫病、蛲虫病、阿米巴痢疾等。⑤真菌,如脚癣、汗斑癣。

3.根据传染病防治法规定,传染病分为甲、乙、丙三类,共 37 种。

(1)甲类(2 种):鼠疫、霍乱。

(2)乙类(25 种):人感染高致病性禽流感、传染性非典型肺炎(SARS)、病毒性肝炎、细菌性和阿米巴痢疾、伤寒和副伤寒、艾滋病、淋病、梅毒、脊髓灰质炎、麻疹、百日咳、白喉、流行性脑脊髓膜炎、猩红热、流行性出血热、狂犬病、钩端螺旋体病、布鲁氏菌病、炭疽、吸虫病、新生儿破伤风、流行性乙型脑炎、疟疾、登革热、肺结核。其中,SARS、炭疽中的肺炭疽和人感染高致病性禽流感因其传染性强、危害大,可直接将这 3 种乙类传染病采取甲类传染病的预防、控制措施。

(3)丙类(10 种):黑热病、流行性及地方性斑疹伤寒、丝虫病、包虫病、麻风病、流行性感冒、流行性腮腺炎、风疹、急性出血性结膜炎、感染性腹泻(除外霍乱、痢疾、伤寒和副伤寒)。

第二节　传染病的社区预防护理措施

预防、控制和消灭传染病,必须遵循预防为主、防治结合、分类管理和群众参与的原则。针对传染病传播与流行的三个基本环节,采取主辅相结合的综合性防治措施。

一、传染病的预防及管理原则

1.社区预防原则

(1)经常性预防措施:在疫情未出现时,对社区易感人群、可能存在的病原体及其传播途径所采取的措施,以防止疫情的发生。主要措施如下。

1)开展社区预防传染病的健康教育与法制教育:针对社区人群开展预防传染病相关知识的健康教育、健康促进是预防传染病不可缺少的一项重要措施。社区护理人员有计划、有目的地向社区居民宣传、讲解传染病的发生、发展,传播与流行的规律及其影响因素;如何做到合理营养、加强体育锻炼,以增强体质,提高机体抗病能力;有哪些早期症状、体征和防治措施,让社区居民了解掌握防病知识,强化提高其自我保健与防病意识和能力,养成良好的卫生习惯及生活习惯,以降低传染病的发生概率。

2)改善环境卫生条件,创建卫生社区:改造社区公共卫生设施,加强污水、垃圾和粪便的无害化处理;改善社区居民的居住环境、食品卫生、饮水卫生和公共场所卫生,以切断传染病的传播途径,减少传染病的发生。

3)全民参与做好环境消毒、杀虫和灭鼠工作:环境消毒、杀虫和灭鼠可杀灭外环境中存活的病原体及传播疾病的昆虫媒介,切断传染病的传播途径,以减少传染病的发生与流行。

4)完善规章制度,防止传染病的医源性感染:建立健全医疗保健机构、卫生防疫机构和致病性微生物实验室消毒、隔离和出入等规章制度,并严格执行,可防止引起医源性感染、实验室感染和致病性微生物的扩散。

5)筛检服务行业中的病原携带者:通过对社区中的托幼机构、饮食行业、食品加工、宾馆、理发、旅游、销售等服务行业的人员开展定期体检,可及时发现病原携带者,并调离该服务行业。同时还要加强这些行业的生产、经营过程中的经常性卫生监督和检查。

6)加强社区传染病监测:对社区特定环境、人群进行流行病学、血清学、临床症状及其相关因素的调查分析,可及早发现传染源,预测相应传染病的发生、流行,有效防止传染病的传入、传出和流行,减少传染病的发生率,保护社区居民健康。

(2)计划免疫:根据传染病疫情监测和人群免疫水平分析结果,按照科学的免疫程序,有计划地对易感人群进行的预防接种。目的是提高人群免疫水平,达到预防、控制及最终消灭传染病的目的。

2.社区管理原则

(1)管理传染源:对传染病患者做到早发现和早报告、早诊断和早治疗、早隔离和加强管理,对接触者实行检疫是防止传染病传播与流行的重要措施。

1)管理患者:对传染病患者必须做到五早:早发现、早诊断、早报告、早隔离、早治疗。

①早发现、早诊断:一些传染病在发病早期传染性最强,如流行性感冒、病毒性肝炎和细菌性痢疾等。早发现和早诊断是控制传染病传播的重要步骤,也是实施隔离、治疗和采取防疫措施的前提。

要做到早发现和早诊断,其关键在于:建立健全城乡三级医疗防疫卫生网;提高医务人员业务水平和责任感;开展社区卫生宣教,普及、提高社区居民的卫生知识及对传染病的识别能力;有计划地对集体单位人员进行健康检查。

②早报告:根据我国《传染病防治法》的规定,全面、迅速、准确的传染病报告是各级医疗保健人员的重要职责,也是防疫部门掌握疫情、做出判断、制定控制疫情的策略及采取控制措施的基本依据。因此,做好传染病报告是社区护理人员的一项法定职责,一旦发现传染病要按照我国《传染病防治法》的有关规定尽早报告疫情。

疫情报告方式和时限:甲类传染病传染性强、病死率高,易引起大流行,应采取强制管理措施,迅速控制和扑灭疫情。责任疫情报告人发现甲类传染病和乙类传染病中的艾滋病、肺炭疽病、病原携带者和疑似传染病患者时,城镇应在 6 h 内、农村应在 12 h 内,通过传染病疫情监测信息系统以最快的方式向发病地的卫生防疫机构报告,同时上报疫情卡;发现乙类传染病患者、病原携带者和疑似传染病患者时,城镇应在 12 h 内、农村应在 24 h 内向发病地卫生防疫机构进行报告;丙类传染病在传染病监测区中进行监督管理,如丝虫病、包虫病和麻风病,同时发现患者也应在 24 h 内向发病地卫生防疫机构报告。但丙类传染病中的流行性感冒、流行性腮腺炎、风疹、感染性腹泻病是在监测点进行监测,在监测点内按乙类传染病方法报告。

③早隔离、早治疗:隔离传染病患者是切断传染过程,防止疫情扩散并尽快平息的有效方法。隔离的期限应根据各种传染病的最长潜伏期及检查结果而定,有条件时应在临床症状消失后作2~3次病原学检查(每次间隔 2~3 天),结果阴性时方可解除隔离。隔离的方式应因时、因地、因病而定,可以在家隔离(如麻疹),也可以在临时隔离室或住院隔离。

早期治疗不仅能使患者早日治愈,降低病死率,减少后遗症的发生,也能尽早减少传染源,防止传染病传播扩散和患者成为病原体携带者,以减少疾病的传播机会。

2)管理病原携带者:病原携带者在一定条件下能引起传染病流行,须检出与管理。其措施:按病种进行有目的的检查、治疗、教育、建立健康登记卡、调整工作岗位及随访观察。重点是服务行业人员,主要是病毒性肝炎、细菌性痢疾、伤寒、流脑等。

3)管理接触者:接触者是指曾接触过传染源或受污染的环境而可能感染的人。对密切接触者采取登记和检疫,在检疫期间根据所接触的传染病的性质、特点,分别进行医学观察、隔离观察或留验、卫生处理、预防服药或预防接种。

4)管理动物传染源:对有经济价值的非烈性传染病的动物,应分群放牧或分开饲养,并予以治疗。对无经济价值或危害性大的病畜,如鼠疫、患高致病性禽流感的家禽、有传播非典型病原体肺炎危险的果子狸、患疯牛病和炭疽病的家畜、患狂犬病的狗等要捕杀、焚烧或深埋。在流行地区对家畜进行预防接种和检疫,可减少发病率。患病动物的分泌物、排泄物要彻底消毒。

(2)切断传播途径:以消灭被污染的环境中的病原体及传递病原体的生物媒介为目的的措施。作为社区卫生服务站的医护人员,应根据不同传染病的传播途径采取不同措施。如对呼吸道传染病,可采取空气消毒、加强室内通风,流行期间避免大型集会,提倡戴口罩等;肠道传染病主要由粪便排出病原体而污染环境,因此主要是做好污染物品、分泌物、排泄物及环境的消毒工作,以保护饮食、保护水源、消灭苍蝇;加强个人卫生;对虫媒传播的传染病重点是杀虫或防虫等措施。

(3)保护易感人群:易感者在传染病发生后能否被感染患病,取决于对病原体防御能力的大小。保护易感人群可以提高人体对传染病的抵抗力和免疫力,从而降低传染病的发病率。其措施:①预防接种,有计划地对易感人群实施广泛的人工免疫,是降低人群易感性的最有效的一种方法,是预防和消灭传染病的一个重要措施。②药物预防,对某些尚无特异性免疫方法或免疫效果不理想的传染病,在其流行期间可给患者周围的易感者口服预防药物,这对于降低发病率和控制流行有一定作用。③增强机体抵抗力,这也是预防和减少传染病的重要措施之一。主要通过健康教育提高人群的卫生知识水平,改善社区居民的生活及居住条件,养成良好的卫生习惯,做到合理膳食,坚持体育锻炼,建立良好的人际关系及保持愉快的心情等。

二、传染病的社区护理措施

社区是防治传染病的最基层单位,传染病患者、病原携带者分布于社区中的家庭、托幼机构、学校、机关团体、销售服务行业、餐饮服务、公共娱乐场所等。因此,加强社区传染病的护理管理,也是防治传染病的重要途径。

1.加强传染病病情监测与资料收集:开展传染病的社区护理评估,才能发现、掌握社区传染病发生、发展及其流行规律,为制定有效的传染病防治策略与措施提供科学依据,从而控制、减少或消灭传染病。

(1)调查、收集社区人口构成、健康状况、家庭及单位分布情况、人群易感性,作为评估传染病发生与流行的基本资料。

(2)对社区传染病动态分布及其影响因素进行长期的、连续的观察,细致地收集,分析疫情及各种基本卫生资料。如分析研究历年来发生的传染病的种类及各种传染病发生、发展情况;传染病在不同时间、不同家庭、不同单位机构、不同人群的分布情况;分析研究传染病的发病率、死亡率、计划免疫率及其效果评价,病原携带者或传染病患者数量、病情等。

(3)调查分析社区有关传染病传播途径及其影响因素,如环境条件、居民卫生习惯、居住条件、昆虫媒介、家畜饲养、消毒设施等情况。

(4)调查社区医疗卫生、保健服务机构的情况,社区行政事业部门及企业单位卫生防疫设施与管理情况,收集其在控制社区疫情中能发挥多大作用等资料。

(5)疫情发生时,为患者提供急救护理服务,开展疫情流行病学调查,收集相关资料。

通过对收集的资料进行整理分析,找出本社区防治传染病的护理与管理重点。如本社区传染病多发人群、常发时间;何种传染病为防治重点;计划免疫中存在的问题;社区环境中存在的传播途径;健康教育不到位,缺乏防治传染病的卫生知识;居民不良卫生习惯;疫情发生时,需要采取的紧急护理措施;等等。

2.明确社区传染病防护措施

(1)有计划地完成上级卫生防疫部门交给的工作任务及要求,如计划免疫、传染病家访、落实对传染病患者的三级预防(病因预防、临床前预防、预防疾病恶化或转为慢性迁延不愈)。

(2)开展社区防治传染病的宣传教育,让社区居民了解传染病发生发展的规律及相应防治措施,提高其自我防范意识与能力。

(3)提供护理服务与加强传染病的管理,改善居民生活卫生条件,有计划地消除各种病媒昆虫滋生地,降低社区媒介昆虫密度,切断传染病传播途径。

(4)督促社区公共场所和餐饮服务行业从业人员及某传染病治愈者,定期到相应卫生机构体检,并建议进行血、粪、痰等样品的病原学检查;深入家庭开展以建立健康家庭、个体良好卫生习惯养成及健身强体为主要内容的卫生防病指导,以降低家庭成员感染传染病的危险性。

(5)疫情发生时,根据患者的疾病类型,实施相应的隔离措施,并立即对患者进行相应的治疗与护理;对接触者进行检疫与紧急预防;对患者所处的环境进行检查、消毒、灭菌处理;同时开展疫情调查及评估,对社区居民进行健康教育及必要的预防接种、药物预防等;教会患者及其家属预防传染病的护理技术;发现疫情时于 24 h 内按规定对传染病患者进行家庭访视管理,协助有关人员制定紧急防治措施等。

3.社区护理计划的实施策略

(1)提高社区护理人员的专业技能,保证较好地完成传染病的防治护理工作。要及时学习新的传染病的防治技术或先进的防治措施,并组织参观、实习,以提高社区护理人员控制传染病、掌握其发生信息的技术水平。

(2)社区传染病的防治不仅仅依靠社区护理人员,还应有各医疗工作人员、部门及居委会、办事处、各家庭、学校、企业单位等通力协作,共同实施传染病防治计划,才能有效控制传染病的发生、传播与流行。

(3)传染病防治的各工作环节要认真填写有关表格、做好资料记录。

(4)工作过程中要做好各阶段的监督、检查与总结。

4.评价与总结:按年或季度进行传染病社区护理总结。依据要求,运用流行病学的方法计算社区传染病的发病率、病死率、计划免疫率,及不同年龄、性别实施的成果与不足,并提出改进意见,为以后做好传染病的防治、护理工作提供科学依据。

第三节　常见传染病的社区预防护理措施

一、流行性感冒

流行性感冒(influenza),简称流感,是流感病毒引起的急性呼吸道传染病。潜伏期短、传播速度快、发病率高。患者表现为发热(达 39～40℃)、咽痛、乏力、球结膜发红、全身肌肉酸痛等症状,一般持续 2～3 天。严重时可致病毒性肺炎或肺部继发感染;对年老体弱者危害较大,易出现并发症。若患者已患有肺心病、冠心病则病情加重,甚至导致死亡;其流行具有明显的季节性,多发生在冬春季。一般 3～5 年形成一次小流行,8～10 年形成一次大流行。

1.家庭访视与护理

(1)指导患者疗养

1)休息:流感患者要多休息,增加睡眠,避免过度劳累,尤其高热患者应卧床休息;注意室内通风,保持空气湿度,避免使用空调。

2)饮食:流感患者除高热、浑身酸软外,个别患者还会有胃肠反应。因此,患者饮食要清淡,多吃青菜、水果。儿童要注意喝一些蜂蜜水化食通便;老人一般体虚,大便干结,要多食青菜,早晨起来时喝一些淡盐水或蜂蜜水;流感患者一定要多饮水(每天喝 5000～8000 mL 或一定量的果汁),可除燥排毒,有利于患者早日康复。

(2)家庭预防与隔离消毒

1)预防:平时家庭成员要注意锻炼身体,提高自身免疫力;流感流行期间少去人群密集的地方,尤其是老年人、儿童和有慢性疾病的患者;保持室内通风、空气新鲜,避免室内干燥,以减少流感的传播机会;患者家属可适当服用一些双黄连和板蓝根等药物,多饮水,注意补充维生素和矿物质,同时增加户外活动;就诊时,患者要戴口罩,避开其他咳嗽患者,不随意接触医院内的桌椅、用具和其他物品;回家后,立即用肥皂、流动水洗手,更换外套。

2)隔离:发现流感患者要尽快采取隔离措施,待症状消失后解除隔离,隔离期间要谢绝访视,保证厕所、毛巾、餐具等生活用品与健康人分开并消毒;保持室内通风换气,减少流感传播机会;家中出现感冒患者,最好让其独居一室,减少与其他成员的接触,避免一同进餐及共用餐具。

3)消毒:家中有流感患者应及时采用醋熏蒸(煮)法进行空气消毒,即将门窗紧闭,把醋倒入铁锅或砂锅等容器,以文火煮沸,使醋酸蒸气充满房间,直至食醋煮干,等容器晾凉后加入清水少许,溶解锅底残留的醋汁,再熏蒸,如此反复 3 次。食醋用量为每平方米 5～10 mL,严重流行高峰期间食醋用量可增加 1 倍,连用 5 天;患者用过的餐具、衣物、手帕、玩具等应煮沸消毒或阳光下曝晒 2 小时;患者住过的房间最好用消毒水或空气消毒机净化消毒。

2.社区预防与管理

(1)管理传染源:患者是主要的传染源,自潜伏期末即有传染性,病初 2～3 天传染性最强。患者就地隔离,隔离至退热后 2 天;密切接触者,医学观察 3 天。

(2)切断传播途径:流感主要通过空气、飞沫传播。病毒通过说话、咳嗽或喷嚏等传播到空气中,并保持约 30 min,使易感者吸入感染。同时,流感病毒还可通过污染的食物或玩具接触传播。

所以,勤洗手是预防流感的一种比较有效的方法。

(3)保护易感人群:①加强体育锻炼,多做户外活动,合理营养,提高其非特异性免疫力。②对易感者和接触者及时接种流感疫苗,提高机体特异性免疫力。③流感流行期间,易感者尽量不去人口密集的场所,避免大型聚会或集体活动,与流感患者接触者均应戴口罩。

(4)社区宣教,提高居民防病知识:①有规律地进行体育锻炼,保持良好的人际关系。②多喝开水,口腔、呼吸道黏液有利于流感病毒增殖,而多饮水可促进口腔、呼吸道黏液代谢,减少病毒在口腔和呼吸道的增殖。③接种流感疫苗,由于机体产生抗体一般需要10~14天,因此,必须在流感发生前进行预防接种。④茶水漱口,茶叶中的儿茶素具有抑制流感病毒活性的作用,坚持用茶水漱口,对流感可起到一定的预防作用。乌龙茶和红茶都含有儿茶素,但绿茶预防流感的效果最好。

二、病毒性肝炎

病毒性肝炎是由多种肝炎病毒引起的以肝脏损害为主的全身性传染病,具有传染性强、传播途径复杂、流行广泛、发病率较高等特点。在我国,其发病人数位居法定管理传染病的第一位,仅慢性乙型肝炎病毒感染者就达1.2亿。患者主要临床表现为食欲减退、恶心、厌油、肌肉疼痛、乏力、巩膜黄染、茶色尿、肝脏肿大与肝功能损害,部分患者可有黄疸与发热。其临床主要分为:甲型、乙型、丙型、丁型和戊型。甲型和戊型肝炎主要经粪—口传播,可引起暴发与流行,一般不转为慢性;乙型、丙型和丁型肝炎主要经血液传播,无季节性,多为散发,常转为慢性,少部分病例可发展为肝硬化或原发性肝癌。

1.家庭访视与护理

(1)调查传染源与指导患者疗养

1)调查传染源:甲、戊型肝炎根据其诊断要点,询问调查发病前1~2月内是否接触过同类患者及接触的时间、地点、就餐及个人卫生情况;乙、丙和丁型肝炎根据其诊断要点,调查收集其半年内是否接受过手术治疗、输血及其血制品,有无注射、针灸等损伤皮肤的治疗,接触的人、时间、地点等信息资料。同时对家中其他人做好预防病毒性肝炎的健康教育与指导。

2)指导患者疗养:休息与饮食治疗对肝炎患者的恢复很重要。

①休息:急性肝炎早期应卧床休息,症状减轻后也要控制活动,最好在饭后能卧床休息1~2 h,以利于肝脏血液循环;肝功能基本正常后,可适当增加活动,如散步、做操、打太极拳等,以不感觉疲劳为原则;已婚的患者要控制性生活,育龄妇女最好不要怀孕,以利肝脏恢复;急性肝炎患者最好全休3个月,半年内不参加体力劳动,1~2年内定期到门诊复查。慢性重度患者以静养为主,慢性轻度患者可适当从事力所能及的工作。待症状消失,肝功能正常3个月后,可恢复原工作,但仍须随访1~2年。

②饮食:以清淡为主,不宜摄入大量的蛋白类食物和过量的糖,并记录其出入量,以评估其营养状况。但慢性肝炎患者有肝硬化倾向时应保证优质蛋白质摄入,并保证各类维生素供给;有糖尿病倾向及肥胖病的患者,不宜高糖高热量饮食,防止诱发糖尿病及脂肪肝;腹胀时减少产气食品(如牛奶、豆制品的摄入);各型肝炎患者要绝对禁止饮酒及含酒精饮料。

3)其他护理:评估皮肤、黏膜、巩膜颜色,观察其粪便、尿液颜色,以了解黄疸情况;随时监测患者肝功能,了解患者病情进展;根据患者症状、心理情况给予心理支持;遵照医嘱给患者按时服药,缓解其症状;保持患者及其用品整洁、卫生。

(2)家庭隔离与消毒:甲、戊型肝炎患者自发病之日起隔离3周,其饮食、起居用品分开并单独洗涮消毒;实施分餐制;饭前、便后用流动水洗手,且患者不要用手直接触及自来水龙头(包括厕所水箱柄),可垫纸、用瓶子口套住水龙头或做一个特制的木把开关水龙头供患者专用,这些均视为污染物,病愈后丢弃。

患者的餐具、衣服、床上用品等生活用品要单独使用,并与其他人分离开。这些用品用0.3%~0.5%的优氯净或1%~5%的含氯消毒剂浸泡15 min再用清水冲净药液。而其他已被污染的用具可用上述药液擦拭消毒。

患者的呕吐物、排泄物,要用漂白粉或5%优氯净(或其他含氯消毒剂)混合后静置2小时再倾倒,消毒剂的用量为呕吐物、排泄物的1倍。

患者住院后或在家痊愈后,要做一次全面消毒,即除患者接触过的一切用品均需消毒外,还要用0.3%~0.5%的优氯净喷雾擦拭室内地面、墙壁,做一次终末消毒。

乙、丙、丁型肝炎病程较长,一般为3个月左右,有的还可能转为慢性肝炎或病毒携带者。其隔离期要根据情况而定,一般要到肝功能正常后方可解除。乙、丙、丁型肝炎可泾体液、血液传播,因此要做到患者的牙刷、剃须刀、指甲刀、修脚刀专用。

2.社区预防与管理

(1)管理传染源:做好疫情报告及各类患者的隔离消毒工作。

①饮食、服务、托幼、水源管理等特殊行业的人员应定期体检,发现患者或可疑患者要立即离开单位隔离治疗。自发病之日起至少隔离40天,必须待症状消失,肝功能正常后,方可恢复不接触食品、食具或幼儿的工作,如改做管理、后勤、门卫等工作,并观察半年,每隔3个月做一次肝功能检查,连续3次均为正常者,方可恢复工作。②一般单位中发现病毒性肝炎患者,必须住院或回家疗养。在家疗养者其隔离要求同上文。③慢性肝炎患者一律调离直接接触入口食品、食具及婴幼儿的工作。④献血员每次献血前应进行体检,乙型肝炎表面抗原(HBsAg)或丙型肝炎抗体(抗-HCV)阳性者不得献血。

(2)切断传播途径:甲、戊型肝炎,重点让社区人群了解其传播途径,把住"病从口入"关。①做好"三管一灭"(饮水、食物、粪便的卫生管理及消灭苍蝇),做好环境卫生及粪便无害化处理,防止饮水被污染,必要时对水源进行消毒。②乙、丙、丁型肝炎,重点防止通过血液及体液的传染,严格血污染品的消毒处理,加强血制品的管理,做好血制品HBsAg和抗-HCV检测,阳性者不得出售和使用。③乙型肝炎表面抗原(HBsAg)携带者,无症状,体征、各项肝功能检查正常,除不能献血外,可正常工作和学习。但HBsAg和HBcAg同时阳性者,不宜做直接接触入口食品及婴幼儿工作。④牙刷、剃须刀等个人用品要专用,凡患者接触过的物品、用具(包括门把手、电话机、桌椅等),可根据其性能采用浸泡法、喷雾法或擦拭法消毒。一般用0.3%~0.5%的优氯净或其他含氯消毒剂消毒。⑤加强母婴传播的阻断工作。

(3)保护易感人群甲型肝炎的接触者,在接触后7天内注射甲型肝炎减毒活疫苗,或注射丙种球蛋白。乙型肝炎的易感人群,可采用乙型肝炎疫苗、高效价乙型肝炎免疫球蛋白(HBIG)。

三、肺结核

目前,肺结核呈全球明显上升趋势。我国平均每年发现600万肺结核患者,每年因结核而死亡的人数约23万,严重影响我国居民健康状况。所以,结核病的防治是社区卫生服务的重要任务之一。

肺结核是结核杆菌主要感染肺部引起的慢性传染病。其典型临床表现是全身中毒症状(如长期低热、乏力、盗汗、食欲减退等)及呼吸道症状(如咳嗽、咳痰、胸痛、呼吸急促等)。其传染源主要为排菌的患者,多由患者咯出的痰或打喷嚏、说笑中喷出的飞沫传给接触者,也污染空气、尘埃及生活用品。易感人群多为生活贫困、居住拥挤、营养不良等社会经济条件较差的人。

1.家庭访视与护理

(1)指导患者疗养

1)休息与饮食:肺结核患者在疾病处于进展期、病灶处于高度活动状态、有严重的中毒症状或咯血时应卧床休息。待毒血症状消失,病灶好转后可适当活动,但应保证充足的睡眠,做到动静结合。病灶趋于稳定后,经一定时间室外活动,无不良反应者,可在护理人员指导下进行适当的体育锻炼,如散步、打太极拳、做保健操等;肺结核是一种慢性消耗性疾病,体内分解代谢加速。在治疗过程中应辅以合理的饮食,即保证足够的热量、高蛋白、高维生素,饮食清淡易消化等,并戒烟忌酒,提高抗病能力,达到彻底治愈。

2)落实监督化疗:指导和监督患者合理的化疗,强调规律服药的重要性,要求患者一定要坚持服药,若漏服一定在24 h内补服;要常了解患者每日服药情况及化疗过程中的反应与效果,并督促、提醒患者复查。让患者和家属了解药物的不良反应及观察不良反应的要点。如注意巩膜有无黄染、肝区是否疼痛,胃肠道反应的有关症状等。

3)观察病情:教会患者及其家属测体温、脉搏和呼吸,要求患者白天每4 h测体温1次,观察体温变化情况;同时密切观察患者病情变化,如有大量咯血、胸痛、呼吸困难且伴大汗淋漓、血压下降等症状,立即送医院救治;特别注意预防感冒;做好患者发生自发性气胸的护理。

4)心理护理:向患者及家属宣传肺结核的防治知识,让他们认识到肺结核治疗期长、恢复慢,耐心且坚持全程化疗可治愈;使患者尽快适应环境,消除顾虑及孤独,保持愉快的心情,有利于早日康复;家属要多关心照顾患者。

(2)指导做好家庭隔离和消毒痰结核菌阳性的新发患者,在监督化疗2个月内传染性很强,家中应做好隔离消毒工作。

1)隔离措施:患者咳嗽、打喷嚏时要用手绢捂口鼻,不大声喧哗,以免细菌扩散;有条件的患者在家中可独居朝阳或通风良好的房间,或用布帘隔开分床睡眠,必须同睡一床时要分头躺卧;饮食用具、衣服、手绢等要分开独用。

2)消毒措施

①痰的消毒:患者的痰要吐在专用有盖能煮沸的容器内,使用比痰量多1倍的消毒液浸泡至少2 h后再倒掉,盛痰的容器要每天煮沸消毒,每次煮沸10～20 min。痰量不多时,也可吐在纸内,将有痰的纸放在塑料袋内一并烧掉。

②用具消毒:食具要单独使用,单独消毒洗刷;日用品要煮沸消毒或用2%漂白粉浸泡消毒;被

服应经常在阳光下暴晒;图书、玩具不宜煮沸,可日光暴晒,每次 2 h 以上,常翻动,连晒 2~5 天。

③空气消毒:房间要经常通风换气,每天不少于 3 次,每次 15 min,以保持室内空气新鲜,减少病菌数量。

在患者住院或患者迁出、死亡离开住所后,可用含氯消毒剂喷雾消毒,用消毒剂擦拭门窗家具。有条件的,也可用紫外线灯照射消毒。

(3)家庭成员都应定期接受检查:15 岁以下儿童可做结核菌素试验(PPD 前臂注射),强阳性(皮丘范围 20 mm×20 mm,或有水疱、血疹)者须服用抗痨药物预防;3 岁以下幼儿服异烟肼半年,学龄儿童服异烟肼、利福平(或利福喷丁)3 个月。15 岁以上少年及成人,可接受 X 线透视或拍胸片检查,以利于早期发现患者。

2.社区预防与管理

(1)建立健全社区预防体系:社区护理人员要配合防治机构在本社区进行肺结核的预防及治疗管理。

(2)加强宣传教育,掌握社区疫情:在所管辖社区内开展多种形式的有关结核病的发病原因、病原体、传播途径、临床表现、检查及治疗方法、治疗原则、预防方法等方面的健康教育,使社区居民养成良好的卫生习惯,预防结核病的发生;同时加强高危人群的监测,以便早发现、早诊断、早治疗;通过群众报告,劝告可疑患者到医院或结核病防治机构检查确诊,并从本地区结核病防治机构中了解本社区肺结核病发生、发展与分布规律;对本社区内每个肺结核患者要登记、立案、追踪,记录发病诊断时间、监督化疗及康复情况,以及家属成员的检查续发情况等。

(3)预防接种:对社区婴幼儿及学龄期儿童进行卡介苗接种。

(4)结核菌素试验:学校如有结核患者,至少应对患者所在的班或全年级全体学生做结核菌素试验,强阳性者需服药预防。

四、狂犬病

狂犬病(rabies)是指被携带狂犬病毒的狗、猫、狼咬伤以后,其狂犬病毒进入人体内感染引起的以累及中枢神经系统为主的人畜共患急性传染病,又称为恐水症。人主要通过被病犬咬伤而感染发病,主要表现为特有的高度兴奋、恐水、怕风、恐惧不安、咽肌痉挛、进行性瘫痪等临床症状。预后极差,病死率几近 100%。

1.家庭访视与护理

(1)指导患者疗养

1)休息与饮食:将患者安置于安静的单人房间内,绝对卧床休息,避免一切不必要的刺激,如水、光、声、风,以免诱发兴奋、狂躁;卧床要加装床栏,以保护或适当约束患者在痉挛发作时受伤;卧床期间保证患者日常活动所需;患者因恐水及吞咽困难,应禁食禁饮水,采用鼻饲高热量流质食物,必要时静脉输液维持。

2)伤口处理:及时有效地处理伤口可明显降低狂犬病发病率。被犬咬伤或猫抓伤,要立即用 20%肥皂水、清水、灭菌生理盐水或 0.1%苯扎溴铵(新洁尔灭,不可与肥皂水合用)反复彻底冲洗所有伤口至少半小时,力求去除狗涎,并挤出污血。冲洗后用 2%的碘酒或 75%的酒精反复烧灼伤口处,伤口一般不予缝合或包扎,并经皮肤试验阴性后,在伤口底部或周围作浸润注射抗狂犬病免疫血清(皮下及肌内),同时还要注射狂犬疫苗。最后可酌情选用抗生素及破伤风抗毒素或类毒素。

3)心理护理:指导患者正确对待疾病,增强战胜疾病的信心,避免焦虑、愤怒等不良情绪。

(2)指导做好家庭隔离和消毒

1)隔离:狂犬病患者要实施严密隔离。医护人员及其他接触者必须穿隔离服、戴口罩及手套,避免同患者的分泌物、血液及排泄物直接接触,以减少感染机会。

2)消毒:患者的血液、分泌物、排泄物及其污染物品、环境均须严格消毒。

2.社区预防与管理

(1)加强社区宣教与管理:加强社区预防狂犬病的宣传教育,让社区居民了解狂犬病的发生、发展规律,传播途径及危害,预防其发生的知识与措施;严格遵守国家、社区规定的私人饲养动物的规章制度与法律条例。

(2)控制传染源:捕杀野犬,严格管理家犬。家犬要进行社区登记与疫苗接种。狂犬、狂猫及其他狂兽要立即击毙,并焚烧或深埋;被咬伤的家犬、家猫应设法捕获,隔离观察10天;对可疑病犬、猫和在隔离期内死亡的动物的脑组织,封入冰瓶,速送防疫部门检验狂犬病毒。同时还要做好进口动物检疫。患者住院隔离,避免唾液污染,但接触者不检疫。

(3)切断传播途径:避免接触犬、猫等动物,防止被咬伤或被舔伤口。狂犬病患者的分泌物、唾液污染的物品及环境应彻底消毒。

(4)保护易感人群:人对狂犬病毒普遍易感,被病犬咬伤后发病率在10%～50%之间,一般为15%～30%。但国内报道,全程接种疫苗者的发病率仅为0.15%,未注射全程者发病率为13.93%。接种狂犬疫苗是降低发病率的有效措施。

1)暴露前预防:对接触动物机会较多人员,可采用人二倍体细胞疫苗0.1 mL皮内或1 mL肌内注射,分别在第1、7、28日各接种一次。以后每两年给予0.1 mL皮内注射,以增强免疫;触摸或饲养动物,完整皮肤被舔,不需处理;无防护皮肤被咬,无流血的轻度擦伤或抓伤,破损皮肤被舔,应立即接种疫苗。

2)暴露后预防

①伤口处理:同前。

②接种狂犬疫苗:其方法为轻度咬伤者于咬伤当天及3、7、14、30天各肌内注射1针狂犬疫苗(液体疫苗2 mL,冻干疫苗1 mL或2 mL),儿童用量与成人相同。头面颈部、手指及严重咬伤者,在当天联合使用抗狂犬病血清(咬伤局部浸润注射),并在0、3天注射加倍量狂犬疫苗,在全程注射后的15、75天或10、20、90天加强注射;从事狂犬疫苗研制生产和狂犬病防治、犬类饲养管理人员,除按全程接种狂犬疫苗外,以后每年加强免疫注射1次。

③人二倍体细胞疫苗接种方法:于咬伤后0天(当天)及第3、7、14、30和90天各肌内注射本疫苗1 mL,共接种6次。

暴露前已接种狂犬病疫苗者,只需在咬伤当日及第3天再各肌内注入二倍体细胞疫苗1 mL即可达到免疫目的。

第三章 细菌性疾病的护理

第一节 败血症

败血症(septicemia)是指病原菌侵入血液循环,并在其中生长繁殖、产生毒素而引起的全身性严重感染综合征,也称为血流感染(BSI)。常见的引起败血症的病原菌为各类细菌,也可为真菌、螺旋体、立克次体等。临床表现为发热、严重毒血症状、皮疹、瘀点、肝脾肿大、白细胞总数及中性粒细胞数增高等。革兰阳性球菌败血症易发生迁徙性病灶;革兰阴性杆菌败血症易出现感染性休克。菌血症(bacteremia)是指细菌在血流中短暂出现的现象,一般无明显毒血症表现。近年来国外学者更倾向将败血症与菌血症统称血流感染。在我国,当败血症伴有多发性脓肿时称为脓毒败血症(sepsis)。

近年来,对败血症的研究越来越重视机体针对侵入微生物及其毒素所产生的全身性反应。临床上有许多病例具有感染的临床表现,同时也伴随 2 个或 2 个以上全身炎症反应综合征(SIRS)的表现,国外学者称之为"sepsis"。败血症的病因多数为革兰阳性或阴性细菌,但病毒、立克次体、真菌等也可引起,而微生物分子信号或毒素的全身播散也可引起。严重败血症是指败血症加上器官功能不全,例如低灌注、酸中毒、少尿、神志改变,可进一步发展为多器官功能衰竭(MOF 或 MODS)及感染性休克、ARDS、DIC 等。值得注意的是,SIRS 除主要由微生物感染引起外,其他非感染因素也可引起,如急性胰腺炎、严重的创伤、烧伤、缺氧等,SIRS 的诊断并不强求血培养阳性结果的佐证。

一、病原学

各种致病菌都可引起败血症。常见者有金黄色葡萄球菌、溶血性链球菌、肺炎链球菌、肠球菌、大肠埃希菌、脑膜炎奈瑟菌、铜绿假单胞菌、变形杆菌、沙门菌属、克雷伯菌属、结核分枝杆菌、真菌等。当机体抵抗力降低时,致病力较弱的细菌或条件致病菌,如表皮葡萄球菌等也可引起败血症。近年来致病菌种已发生变化,由革兰阳性球菌引起的败血症有所下降,而革兰阴性杆菌、厌氧菌和真菌所致败血症逐年上升,这与血管插管、体内异物置入、器官移植增多等医学新技术的开展和抗菌药物的过度应用有一定关系。

二、常见致病菌

1.革兰阳性菌:葡萄球菌属包括金黄色葡萄球菌、表皮葡萄球菌及腐生葡萄球菌等;链球菌属包括肺炎链球菌、溶血性链球菌等;肠球菌属包括粪肠球菌、屎肠球菌等;其他包括炭疽芽孢杆菌、产单核细胞李斯特菌、红斑丹毒丝菌及梭状产气荚膜杆菌等。

2.革兰阴性菌:大肠埃希菌、克雷伯菌属、变形杆菌属、肠杆菌属、铜绿假单胞菌、嗜麦芽窄食单胞菌、脑膜炎败血型黄杆菌等。其他一些寄居于肠道内的条件致病性革兰阴性杆菌包括摩拉菌属、产碱杆菌、沙雷杆菌属、枸橼酸杆菌属、爱德华菌属、黄色杆菌属及不动杆菌属等在某些特定的条件下,亦可引起败血症。

3.厌氧菌:包括革兰阴性脆弱拟杆菌、革兰阳性消化球菌和消化链球菌。

4.分枝杆菌:结核分枝杆菌及快速生长的非肺结核分枝杆菌(RGMs)也可以引起血流感染。

5.真菌:最常见的为白念珠菌、毛霉及曲霉等。

三、流行病学

近20年来,由于医学科学的发展,各种抗菌药物、肾上腺皮质激素等免疫抑制药及抗肿瘤药物的广泛应用,使许多慢性病患者生命得以延长,但机体防御功能降低。此外,医疗诊断技术及治疗手段有了很大进步,各种导管检查、器官移植、心瓣膜及关节等人工装置、透析疗法和高能量输液等逐渐增多,细菌与机体间的相互关系有了显著变化。因此,尽管强有力的抗菌药物不断问世,败血症的发病率及病死率并无下降。美国每年有30万~40万人患败血症,造成约10万人死亡。2/3为院内感染,多数由革兰阴性杆菌引起。

四、发病机制与病理

1.发病机制:细菌经以下途径侵入血液循环:一是通过皮肤或黏膜上的伤口;二是通过疖子、脓肿、扁桃体炎、中耳炎、肺炎、急性肾盂肾炎、急性胆囊胆管炎等化脓性病灶。患有营养不良、贫血、糖尿病及肝硬化的患者因抵抗力减退,更易患败血症。致病菌进入血液以后,迅速生长繁殖,并产生大量毒素,引起许多中毒症状。

不同病原菌侵入机体的途径也有一定差异:葡萄球菌常经毛囊炎、疖、脓肿、脓疱病、新生儿脐炎等皮肤感染侵入机体,或由中耳炎、肺炎等病灶播散入血;革兰阴性杆菌则多由肠道、泌尿生殖系统、胆管等途径侵入;铜绿假单胞菌感染多见于皮肤烧伤或免疫功能低下的患者;医源性感染,如通过留置导管、血液或腹膜透析、脏器移植等感染者则以耐药细菌多见。

细菌进入血液循环后,在生长、增殖的同时产生了大量毒素,革兰阴性杆菌释出的内毒素或革兰阳性细菌胞膜含有的脂质胞壁酸与肽聚糖形成的复合物首先造成机体组织受损,进而激活TNF、IL-1、IL-6、IL-8、IFN-1等细胞因子,由此触发了机体对入侵细菌的阻抑反应,称为SIRS。这些病理生理反应包括:补体系统、凝血系统和血管舒缓素-激肽系统被激活;糖皮质激素和β-内啡肽被释出;这类介质最终使毛细血管通透性增加、发生渗漏,血容量不足以致心、肺、肝、肾等主要脏器灌注不足,随即发生休克和DIC。

(1)细菌因素:金葡菌可产生多种外毒素,其中起主要致病作用的有血浆凝固酶、α溶血毒素、杀白细胞素(PVL)、肠毒素(A~E,以A型多见)、剥脱性毒素、红疹毒素等,可导致严重的败血症;近年来分离出的肠毒素F,与中毒性休克综合征(TSS)的发生有关。肺炎链球菌致病主要依赖其荚膜,荚膜有抗吞噬作用,尚可产生溶血毒素和神经氨酸酶。革兰阴性杆菌所产生的内毒素能损伤心肌和血管内皮,激活补体系统、激肽系统、凝血与纤溶系统,以及交感肾上腺髓质系统、ACTH、内啡肽系统等,并可激活各种血细胞和内皮细胞。产生多种细胞因子(如TNF-α,IL-1,IL-6、IL-8等各种细胞因子,其中TNF-α在病理生理改变中起关键性作用)、炎症介质、心血管调节肽等,导致微循环障碍、感染性休克等。肺炎克雷白杆菌等亦具有荚膜,有拮抗和吞噬体液中杀菌物质的作用。铜绿假单胞菌可产生多种蛋白质合成抑制物,如蛋白酶、杀白细胞素、磷脂酶C及外毒素A等,后者是一很强的蛋白质合成抑制物,可引起组织坏死;外毒素 A 和弹性蛋白酶同时存在时,其毒力最大。

(2)人体因素:机体防御免疫功能缺陷是败血症的最重要诱因。健康者在病原菌入侵后,一般仅表现为短暂的菌血症,细菌可被人体的免疫防御系统迅速清除,并不引起明显临床症状;但各种免疫防御功能缺陷者(包括局部和全身屏障功能的丧失),都易出现败血症。

1)各种原因引起的中性粒细胞缺乏或减少是诱发败血症的重要原因,尤其中性粒细胞降至 $0.5×10^9/L$ 以下时败血症的发病率明显增高,多见于急性白血病、骨髓移植后、恶性肿瘤患者接受化疗后及再生障碍性贫血等患者。

2)肾上腺皮质激素、抗特异药物等免疫抑制剂和广谱抗菌药物、放射治疗、细胞毒类药物的应用,以及各种大手术的开展等都是败血症的重要诱因。

3)气管插管、气管切开、人工呼吸器的应用。静脉导管、动脉内导管、导尿管留置;有烧伤创面;各种插管检查,如内镜检查、插管造影或内引流管的安置等都可破坏局部屏障防御功能,有利于病原菌的入侵。

4)严重的原发疾病,如终末期肝硬化、结缔组织病、糖尿病、尿毒症、慢性肺部疾病等也是败血症的诱因。如患者同时存在 2 种或 2 种以上诱因时,发生败血症的危险性将明显增加。在上述各种诱因中静脉导管留置引起的葡萄球菌败血症,也称导管相关血流感染(CR-BSI),在院内感染败血症中占重要地位,静脉导管留置 72 h 以上者局部可发生静脉炎,由此可诱发败血症。静脉导管留置和辅助呼吸器的应用亦是不动杆菌属、铜绿假单胞菌、沙雷菌属等革兰阴性菌败血症的常见诱因;留置导尿管则常是大肠埃希菌、铜绿假单胞菌败血症的诱因。长期肾上腺皮质激素和广谱抗菌药物的应用是诱发真菌败血症的重要因素。

儿童期败血症多与小儿机体免疫功能有关,因为:①年龄愈小,机体免疫功能愈差,局部感染后局限能力愈弱,极易导致感染扩散。②由于小儿时期皮肤黏膜柔嫩、易受损伤,血液中单核细胞和白细胞的吞噬功能差,血清免疫球蛋白和补体水平亦低,为败血症的发生创造了条件。③营养不良、先天性免疫缺陷病、肾病综合征患儿应用糖皮质激素治疗、白血病和肿瘤患儿化疗或放疗等均可因机体免疫功能低下而引发败血症。

2.病理变化:病原菌的毒素可引起组织和脏器细胞变形,可发生水肿、坏死和脂肪变形。毛细血管损伤造成皮肤和黏膜瘀点和皮疹。病菌引起的迁徙性多见于肺、肝、肾、骨、皮下组织等处,可并发心内膜炎、脑膜炎、骨髓炎等。单核巨噬细胞增生活跃,肝脾均可增大。

五、临床表现

1.一般临床表现:败血症的临床表现随致病菌的种类、数量、毒力以及患儿年龄和抵抗力的强弱不同而异。轻者仅有一般感染症状,重者可发生 SIRS、感染性休克、DIC、ARDS、多器官功能衰竭等。

(1)SIRS 诊断标准:具有以下 2 项或 2 项以上者,可诊断 SIRS。①体温>38℃或<36℃;②心率>90 次/min;③呼吸>20 次/min 或 $PaCO_2$<4.3 kPa(32 mmHg);④白细胞计数>$12×10^9/L$ 或<$4×10^9/L$ 或杆状核粒细胞>10%等。

(2)感染中毒症状:败血症多起病急骤,发病前多数患者存在原发感染灶或引起感染的诱因。

先有畏寒或寒战,继之高热,热型不定,以弛张热及间歇热为多见,少数呈稽留热、双峰热,可见于革兰阴性菌败血症。体弱、重症营养不良和小婴儿可无发热,甚至体温低于正常。老年体弱患者、慢性疾病及免疫力低者,也常出现体温不升甚至降低,这些患者往往预后不良。过度换气是败血症极其重要的早期体征,甚至可出现在发热和寒战前。过度换气可导致呼吸性碱中毒。败血症可有精神状态的改变,早期仅表现为定向障碍或性格改变,后期可出现显著的感觉迟钝、精神萎靡或烦躁不安,严重者可出现面色苍白或青灰,神志不清至昏迷。常无神经系统的定位体征。精神状态改变尤易发生于婴幼儿、老年人及原有中枢神经系统疾患者。另外还可出现四肢末梢厥冷、呼吸急促、心率加快、血压下降,婴幼儿还可出现黄疸。

(3)皮肤损伤:部分败血症患者可出现皮肤损伤,表现多种多样,以瘀点、瘀斑、猩红热样皮疹、荨麻疹样皮疹常见。皮疹常见于四肢、躯干皮肤或口腔黏膜等处。葡萄球菌和链球菌败血症可有瘀点、猩红热样皮疹等。脑膜炎双球菌败血症可见大小不等的瘀点或瘀斑;铜绿假单胞菌败血症可出现"牛眼样"皮损,称为坏疽性深脓疱,从水疱发展而来,皮损呈圆形或卵圆形,直径1～5 cm,边缘隆起,周围皮肤呈红斑和硬结或红晕样改变,中心为坏死性溃疡。

(4)胃肠道症状:大约1/3的败血症患者有胃肠道症状,如恶心、呕吐、腹痛、腹泻,甚至呕血、便血等。少数可发生应激性溃疡、上消化道出血。部分患者出现中毒性肝炎,有轻至中度黄疸,肝脾可见肿大。严重者可出现中毒性肠麻痹或脱水、酸中毒。

(5)关节症状:部分患儿可有关节肿痛、活动障碍或关节腔积液,多见于大关节。

(6)肝脾肿大:以婴、幼儿多见,轻度或中度肿大;部分患儿可并发中毒性肝炎;金黄色葡萄球菌迁徙性损害引起肝脏脓肿时,肝脏压痛明显。

(7)感染性休克:约30%的败血症出现休克,多见于革兰阴性败血症中。有些败血症起病时即表现为休克或快速(数小时内)发展为休克,但多数先有血流动力学改变(如血压不稳),数小时后才出现休克。

(8)其他症状:重症患者常伴有中毒性心肌炎、急性心力衰竭、意识模糊、嗜睡、昏迷、少尿或无尿、DIC、ARDS等,尤其革兰阴性菌败血症易并发休克和DIC。金黄色葡萄球菌、化脓性球菌、厌氧菌和少数革兰阴性杆菌如肺炎克雷伯菌、鼠伤寒沙门菌所致败血症可引起迁徙性病灶或损害,称为脓毒血症(pyemia),较常见者有肺脓肿、肝脓肿、化脓性关节炎、骨髓炎等。

2.常见不同病原菌败血症的临床特点

(1)金黄色葡萄球菌败血症:原发病灶常为疖、痈、皲裂等皮肤及伤口感染,多见于男性青年,病前一般情况大多良好。从口腔黏膜及呼吸道入侵者多数为机体防御功能低下者的医院内感染。临床急性发病、寒战高热、皮疹形态多样化,可有瘀点、荨麻疹、猩红热样皮疹及脓疱疹等。关节症状比较明显,大关节疼痛,有时红肿。迁徙性病灶是金黄色葡萄球菌败血症的特点,常见多发性肺部浸润,甚至形成脓肿,其次有肝脓肿、骨髓炎、关节炎、皮下脓肿等。文献结合尸检报告表明:金黄色葡萄球菌败血症并发感染性心内膜炎者可高达8%,由于急性感染性心内膜炎可侵犯正常心瓣膜,病理性杂音的出现不及亚急性者为多,因此,如发热不退,有进行性贫血、反复出现皮肤瘀点、内脏血管栓塞、血培养持续阳性等,应考虑感染性心内膜炎的可能,需进一步做经胸壁或经食管超声心动图等检查以明确诊断。感染性休克较少见。由于耐甲氧西林金黄色葡萄球菌(MRSA)医院感染菌株(HA-MRSA)及社区感染(CA-MRSA)菌株逐年增多,金黄色葡萄球菌败血症已经引起全球关注。国内对各地共1000余例败血症的病原学分析表明,金黄色葡萄球菌败血症所占比例高达

20%～30%。

(2)表皮葡萄球菌败血症:血浆凝固酶阴性的表皮葡萄球菌正常存在于人体皮肤、黏膜表面。早年忽视此菌的致病性。20 世纪 60 年代以后发现表皮葡萄球菌败血症逐渐增多,可占败血症总数的 10%～15%,尤多见于大医院的院内感染,常见于体内异物留置者,如静脉导管、人工关节、人工瓣膜、起搏器、脑室-腹腔引流管等。表皮葡萄球菌可黏附于人工假体装置及导管表面,繁殖并且分泌一种黏液状物质覆盖在表面而影响吞噬细胞及抗菌药物的作用。当人体接受广谱抗菌药物治疗时,呼吸道及肠道中该菌的数量增多,可导致二重感染性败血症。表皮葡萄球菌十分耐药,耐甲氧西林(MRSE)的菌株多见,病死率可达 30%以上。

由于表皮葡萄球菌为正常皮肤表面的细菌,因此,血培养阳性常难以鉴别是污染或感染而致。如患者有人工假体装置或免疫缺陷者,应多考虑感染,假体装置局部疼痛、有压痛,导管进入皮肤处有红肿,人工关节功能障碍,人工瓣膜者有新出现的心脏杂音或多发性血栓形成,都是感染的有力证据。

(3)肠球菌败血症:其发病率近 30 年来明显增高,在医院内感染的败血症中可占 10%左右,泌尿生殖道是常见的入侵途径,也易发生于消化道肿瘤、胆管感染及腹腔感染的患者。由于易伴发感染性心内膜炎,且对多种抗菌药物耐药,病情多危重。

(4)革兰阴性杆菌败血症:常从泌尿生殖道、肠道(特别是下消化道)或胆管入侵。肺炎克雷伯菌及铜绿假单胞菌也常从呼吸道入侵。病前一般健康情况较差,多数伴有各种影响机体免疫功能的原发病,因此多见于医院感染。部分患者可有体温不升、双峰热、相对缓脉等,40%左右的患者可发生休克,有低蛋白血症者更易发生。严重者出现多脏器功能损害,有心律失常、心力衰竭、ARDS、急性肾功能衰竭、DIC 等,病情危重。肺炎克雷伯菌败血症可出现迁徙性病灶或(和)血栓性静脉炎。铜绿假单胞菌败血症多继发于恶性肿瘤、淋巴瘤、白血病患者,临床表现较一般革兰阴性杆菌败血症凶险,可有较特征性中心坏死性皮疹,休克、DIC、黄疸等的发病率均较高。

(5)厌氧菌败血症:厌氧菌正常存在于人类口腔、肠道、泌尿道及生殖道中,人体对厌氧菌感染的防御是组织中正常氧化还原电势。当皮肤黏膜破损时厌氧菌易于入侵,如有组织缺氧坏死,则氧化还原电势下降,细菌易于生长繁殖而扩散。厌氧菌产生的外毒素可导致溶血、黄疸、发热、血红蛋白尿、肾功能衰竭等;所产生的肝素酶可使肝素降解而促凝,有利于脓毒性血栓形成,脱落后致迁徙性病灶。厌氧菌常从肠道的肿瘤、憩室炎、女性生殖道、压疮溃疡坏疽处入侵,从肠道入侵者多为脆弱拟杆菌。从生殖道入侵者也可为厌氧链球菌。厌氧菌常与其他需氧菌同时存在,形成复数菌感染。临床表现毒血症状重,可有高热、黄疸、休克、DIC、迁徙性病灶、脓毒性血栓性静脉炎、感染性心内膜炎等。病变组织有脏而臭的分泌物,含有气体,并可有假膜形成。

(6)真菌性败血症:近年来发病率明显增高,美国某肿瘤医院统计,其发病率每年以 31%递增。几乎全部病例发生在机体防御功能低下者的医院内感染,常见于长期接受广谱抗菌药物治疗后的内源性感染及静脉插管输液、透析疗法、肿瘤及白血病的化疗者,多数合并细菌感染。一般发生在严重原发疾病的病程后期,病情进展缓慢,临床表现的毒血症状可较轻而被原发疾病及同时存在的细菌感染掩盖,相当一部分患者在尸检时始获确诊。真菌性败血症为扩散型,病变累及肝、脾、肺、心内膜等,有助于诊断。当免疫缺陷者的感染应用了足量广谱抗菌药物后未见好转时需考虑有真菌感染。除血培养外,痰、尿、咽拭子等培养常可获同一真菌。

(7)其他:单核细胞增多性李斯特菌是革兰阳性小杆菌,引起的败血症常见于新生儿、老年人、孕妇和免疫功能缺陷者。动物是重要的储存宿主,健康带菌者可能是本病主要的传染源,通过粪-口途径传播。孕妇受染后可通过胎盘或产道传播给胎儿或新生儿,前者引起流产,后者导致新生儿严重的全身播散性感染。成人败血症常与单核细胞增多性李斯特菌脑膜炎并存。临床表现无特殊症状,但有时体温稽留,颇似伤寒,也有合并感染性心内膜炎的报告。

JK 组棒状杆菌败血症于 1976 年初次报道,住院患者,特别是白血病化疗等粒细胞减少者可有 40%皮肤带菌。由于 JK 组棒状杆菌对青霉素、头孢菌素、氨基糖苷类等抗生素均耐药,因此感染易发生在粒细胞减低而又应用广谱抗生素的患者,也可由静脉导管带入感染。

近年来发现婴幼儿鼠伤寒沙门菌败血症的病死率高达 40%,以腹泻为早期症状,以后有多脏器损害,出现休克、DIC、呼吸衰竭、脑水肿等临床表现,40%以上为医院感染。

3.特殊类型的败血症

(1)新生儿败血症:指出生后第 1 个月内的血流感染。大肠埃希菌、B 群溶血性链球菌、金黄色葡萄球菌等为常见病原菌。由母亲产道感染、吸入感染羊水、脐带或皮肤等感染而入侵。临床表现为食欲减退、呕吐腹泻、精神萎靡、呼吸困难、黄疸、惊厥等,仅部分患者有发热。由于新生儿血脑屏障功能尚不健全,因此,25%~30%的患者感染可扩散至中枢神经系统。

(2)老年人败血症:以革兰阴性杆菌引起者多见,肺部感染后发生败血症的机会较青年人多。从压疮入侵者也不少,病原多数为金黄色葡萄球菌、大肠埃希菌、铜绿假单胞菌等。厌氧菌不应忽视,易发生感染性心内膜炎,预后较差。

(3)烧伤后败血症:常于烧伤后 36 h 组织液由外渗开始回收时细菌随之而入。国内有人对 1800 余例烧伤患者进行了调查,败血症发生率为 2.5%,多发生于急性感染期(23.4%)、创面修复期(42.5%)和残余创面期(24.1%)。耐药的金黄色葡萄球菌和铜绿假单胞菌是其顽固的病原菌,且常可发生混合感染。临床表现较一般败血症为重,可出现过高热、休克、中毒性心肌炎、中毒性肝炎等,部分患者体温不升。病死率较高。

(4)医院内感染败血症:近年来发病率逐年增加,占败血症总数的 30%~60%,其中绝大多数有严重的基础疾病,如各种血液病、慢性肝肾疾病、肿瘤、器官移植等。部分为医源性感染,如继发于免疫抑制剂的应用、气管切开、导尿、静脉输液、透析疗法和各种手术等。常见的病原菌为表皮葡萄球菌、金黄色葡萄球菌、铜绿假单胞菌、不动杆菌等。由于患者的基础健康情况差,免疫功能缺陷,感染往往危重,且耐药情况严重,治疗效果差。病死率可达 40%~60%。

并发于粒细胞减少者的败血症很多见,多数发生在白血病的病程中,致病菌以耐药的葡萄球菌、铜绿假单胞菌及其他革兰阴性杆菌为主。原发感染有肺炎、齿龈炎、皮肤软组织炎、肛周炎等。由于白细胞低下、炎症反应差,诊断有时较为困难,因此,凡白血病等粒细胞减少者发热 38 ℃以上时均需做血培养,并及时给予抗菌药物治疗。

输液引起的败血症常与体液污染及留置导管有关。液体内细菌以肺炎克雷伯菌及聚团肠杆菌生长最快,24 h 内细菌数可达 10^5/mL($>10^6$/mL 时液体可变混浊)。静脉高价营养液中含有丰富的葡萄糖,真菌易于生长。全血则因存在抗体且保存于低温,细菌不易生长,若发生污染则多为耐药细菌,如大肠埃希菌或铜绿假单胞菌,病情极为严重。输血小板由于操作过程复杂,且贮存温度为 25 ℃,因此污染的机会多。与留置导管相关的感染有三种类型:①导管插入处的蜂窝织炎。②感染性血栓性静脉炎。③无症状的导管内细菌寄生。三种均可致败血症。病原菌以葡萄球菌为最多,革兰阴性杆菌及念珠菌等也可见。

六、并发症

败血症患者容易并发肾功能衰竭、呼吸功能衰竭、凝血功能障碍；其他器官损害包括中毒性心肌炎、感染中毒性脑病、中毒性肝炎及中毒性肠麻痹等，一旦发生均可加重败血症，并影响预后。发生多器官功能衰竭者，预后极差。

七、辅助检查

1.血象：白细胞总数大多显著增高，达$(10\sim30)\times10^9/L$，中性粒细胞百分比增高，多在 80％以上，可出现明显的核左移及细胞内中毒颗粒。少数革兰阴性败血症及机体免疫功能减退者白细胞总数可正常或稍减低，但仍以中性粒细胞为主。

2.中性粒细胞四唑氮蓝（NBT）试验：此试验仅在细菌感染时呈阳性，可高达 20％以上（正常在8％以下），有助于病毒性感染和非感染性疾病与细菌感染的鉴别。

3.病原学检查

（1）细菌培养：血培养及骨髓培养阳性是确诊的主要依据，后者阳性率更高。为获得较高的阳性率，应尽可能在抗菌药物使用之前及寒战、高热时采集标本，反复多次送检，每次采血 5～10 mL。有条件宜同时做厌氧菌、真菌培养。对已使用抗菌药物治疗的患者，采血应避免血中抗菌药物高峰时间，或在培养基中加入适当的破坏抗生素的药物如青霉素酶、硫酸镁等或做血块培养，以免影响血培养的阳性率。脓液或分泌物的培养有助于判断败血症的病原菌。细菌培养阳性时宜进行有关的抗菌药物敏感试验，以供治疗时选用适宜的抗菌药物。

（2）细菌涂片：瘀点、瘀斑、脓液、脑脊液、胸腔积液、腹水、关节液、心包积液等直接涂片检查，也可检出病原菌，对败血症的快速诊断有一定的参考价值。

一般培养基上无细菌生长，疑有 L 型细菌败血症时，应做高渗盐水培养。厌氧菌分离培养至少也需 1 周，不能及时为临床治疗提供细菌学依据。近年已开展气相色谱法、离子色谱法等快速诊断技术。色谱法也能在 1 h 内对标本做出有无厌氧菌的诊断，便于指导用药。免疫荧光法快速、敏感，且能特异地鉴定厌氧菌；其他尚有免疫酶标组化快速鉴定产气荚膜梭菌等，对早期诊断有良好效果。

4.其他检查：鲎试验（LLT）是利用鲎细胞溶解物中的可凝性蛋白质，在有内毒素存在时可形成凝胶的原理，测定各体液中的内毒素，阳性时有助于革兰阴性杆菌败血症的诊断。气相色谱法可用于厌氧菌的鉴定与诊断。

5.真菌感染实验室检测：真菌生长缓慢，培养阳性率亦较低。乳胶凝集实验测定抗原或相应抗体（用于隐球菌病），以及病理组织检查等均有助于诊断。除了常规真菌涂片、培养外，近年开展的β-甘露聚糖、(1-3)-β-D-葡聚糖定量、烯醇化酶、Cand-Tec 方法及 PCR 都有助于真菌感染的诊断。

八、治疗

1.抗菌治疗：应尽早针对可能的病原菌给予经验性治疗，但在用药前，尽可能取感染相关标本进行病原菌检查。当病原菌不明时，可根据细菌入侵途径、患者年龄、临床表现等选择药物，通常应用广谱、强效、杀菌性抗菌药物，或针对革兰阳性球菌和革兰阴性杆菌联合用药，而后可根据培养和药敏试验结果目标性治疗。

(1)甲氧西林敏感金黄色葡萄球菌(MSSA)感染:宜用苯唑西林、头孢菌素类治疗,耐甲氧西林金黄色葡萄球菌感染宜用去甲万古霉素、万古霉素或利奈唑胺等药物治疗,重症感染者常需要联合2种以上静脉给药,体温降至正常后继续应用10天,或总疗程在3周以上。

(2)革兰阴性杆菌:如大肠埃希菌、肺炎克雷伯菌感染可选用第3代头孢菌素与氨基糖苷类联合应用,如果是产超广谱β-内酰胺酶(ESBL)菌株,可以选择碳青霉烯类、哌拉西林三唑巴坦、头孢哌酮钠舒巴坦钠或头霉素类,严重感染者可联合用药。铜绿假单胞菌感染者选用头孢他啶与氨基糖苷类或羧苄西林联用;重症感染者可选择碳青霉烯类、哌拉西林三唑巴坦、头孢哌酮钠舒巴坦钠或氨曲南,但要注意多重耐药(MDR)或广泛耐药(PDR)发生。不动杆菌感染者选用头孢哌酮钠舒巴坦钠,重症感染者也可选择碳青霉烯类、氟喹诺酮类,也应注意多重耐药或泛耐药的发生。

(3)厌氧菌感染:可选甲硝唑、替硝唑、克林霉素、头孢西丁、亚胺培南、氯霉素等治疗。

2.治疗局部感染病灶及原发病:糖尿病患者应积极控制血糖水平;化脓性病灶无论是原发或继发,都应该在全身应用抗菌药物的同时进行外科切开引流;化脓性心包炎、脓胸、化脓性关节炎及肝脓肿应行穿刺引流排脓;胆管或泌尿系统感染伴梗阻者,应进行手术治疗;假体植入感染者,酌情拔除或更换,抗菌治疗应适当延长;免疫抑制剂使用者感染,应酌情停用或调整用量。厌氧菌败血症首先应该清除病灶或行脓肿切开引流以改变厌氧环境等。

3.其他治疗:给予高蛋白质、高热量、高维生素饮食以保障营养。可静脉给予丙种球蛋白或少量多次输入血浆、全血或白蛋白。感染中毒症状严重者可在足量应用有效抗生素的同时给予肾上腺糖皮质激素短程(3～5天)治疗。高热时可给予物理降温,烦躁者给予镇静剂等。

九、护理

(一)护理评估

1.健康史及相关因素

(1)一般情况:患者的年龄、性别、婚姻和职业。

(2)病因和相关因素:有无全身感染病灶;饮食生活习惯等。

(4)既往史:有无其他系统伴随疾病。

2.身体状况

(1)局部:有无红肿触痛,尿急,尿痛,咳嗽咳痰。

(2)全身:有无神志改变、低血压休克表现。

(3)辅助检查:实验室检查包括血、白细胞、肝功能;影像学检查包括X线检查、B超等。

3.心理和社会支持状况。

(二)护理措施

1.维持体温稳定。

2.体温过低时,及时予以保暖;当体温过高时,给予物理降温及多喂水。

3.保证营养供给。

4.结合病情考虑静脉内补充营养,维持体液平衡,及时纠正水、电解质和酸碱代谢紊乱。

5.消除局部病灶。

6.局部有脐炎、皮肤化脓灶、口腔黏膜溃烂等应作相应处理,切断感染源、防止继续蔓延扩散。

7.有效控制感染。

8.通畅静脉输液通道,保证抗生素有效进入体内,观察药物的疗效和毒副作用。

9.严密观察病情变化。

10.加强巡视,严重者需专人护理,观察内容包括精神、面色、食欲、体温、呼吸、循环等,注意有无化脓性脑膜炎、肺炎、中毒性肠麻痹征象。

11.发绀时可吸氧。有循环障碍者应补充血容量并用血管活性药物。烦躁、惊烦可用镇静止惊药。有脑水肿时应用脱水剂。

(三)健康教育

保持皮肤和黏膜的清洁和完整,避免创伤,切忌挤压或用针挑刺疮疖,应积极治疗、控制慢性病。皮肤、呼吸道和消化道感染时,应及时就医。

十、预防

医护人员应加强洗手。尽量避免皮肤黏膜受损;及时发现和处理感染病灶;各种诊疗操作应严格执行无菌要求;杜绝无指征、不合理应用抗菌药物或肾上腺皮质激素。静脉置管可应用肝素化或被覆抗生素的中心静脉导管。进行静脉置管前,操作者应该戴帽、面罩及穿外科手术衣。置管时超声引导穿刺可减少穿刺损伤次数,剃毛应该用剪刀而不是剃刀。

第二节　葡萄球菌肺炎

葡萄球菌是感染性疾病常见致病菌。几乎所有组织、器官都可受累,葡萄球菌感染后的临床表现多种多样。葡萄球菌肺炎是致病性葡萄球菌引起的肺部急性炎症。临床病情较重,细菌耐药率高,预后多较凶险。

金黄色葡萄球菌(金葡菌)是葡萄球菌属中最重要的致病菌,致病力极强,近年来,耐药株逐渐增多。有资料显示,金葡菌肺炎约占社区获得性肺炎的 20%～30%,在医院获得性肺炎中占10%～15%,随着第三代头孢菌素的广泛应用,其在院内感染致病菌中的地位呈上升趋势。近年来社区获得性耐甲氧西林金黄色葡萄球菌(CA-MRSA)感染的出现,使葡萄球菌感染更受关注。

一、流行病学

人体是金葡菌在自然界中最主要的宿主之一,通常金葡菌主要定植于鼻前庭黏膜,其他还有腋窝、阴道、皮肤破损处以及会阴等部位。皮肤黏膜的定植对于金葡菌感染是重要的危险因素。社区人群中的带菌率一般为 30%～50%,而医院内医护人员则高达 70%,其中 50% 为耐甲氧西林金黄色葡萄球菌(MRSA)菌株。根据带菌与否及其带菌特征可分为三类人群:①周期性带菌者,占50%;②正常成人中有 10%～20% 为慢性带菌者;③持续不带菌者,占 20%～25%。

金葡菌肺炎可发生于任何年龄,一般以 5～15 岁的儿童和 50～80 岁的中老年人多见,而且病死率较高。患病率与性别的关系不确定,通常男性人群中金葡菌肺炎的患病率高于女性,且疾病较为严重,容易威胁生命。临床上长期应用糖皮质激素、抗肿瘤药物和其他免疫抑制剂及慢性消耗性疾病患者,如糖尿病、恶性肿瘤、再生障碍性贫血、严重肝病尤其是门脉高压侧支循环者,急性呼吸道传染病如麻疹、流行性感冒患者,长期应用广谱抗生素而致体内菌群失调者以及静脉应用毒品者,均为金葡菌的易感人群。

金葡菌肺炎的传染源主要为有葡萄球菌感染病灶特别是感染医院内耐药菌株的患者,其次为带菌者。主要通过接触传播和空气传播,医护人员的手、诊疗器械、患者的生物用品及铺床、换被褥可能是院内交叉感染的主要途径。在呼吸监护病房内,气管插管、呼吸机导管、雾化装置及吸痰操作、长时间胃肠外高营养、导管留置均有导致交叉感染的可能。

金葡菌肺炎可常年发病,以冬、春季最多,尤其是并发于流感、麻疹等呼吸道传染性疾病时。金葡菌肺炎常为散发病例,亦可出现医院内、社区性或世界性的暴发流行,如 1941 年和 1957 年曾发生流感合并金葡菌肺炎的暴发流行。

二、病原学和发病机制

1.病原学:葡萄球菌属于细球菌科、葡萄球菌属的一组革兰阳性球菌,共有 22 个种。葡萄球菌是革兰阳性球菌,直径 $0.5 \sim 1.5 \, \mu m$,呈葡萄状排列。葡萄球菌可在许多环境下生长,最适宜条件是 $30 \sim 37 \, ℃$ 的中性环境。葡萄球菌可以耐受干燥、常用化学消毒剂,能在 $10\% \sim 12\%$ 的氯化钠环境下生存。葡萄球菌大多为需氧或兼性厌氧生长,营养要求简单,在肉汤培养基中生长旺盛,孵育 24 h 后培养即现混浊,并有部分细菌沉于管底。在肉汤琼脂平板上培养 24 h 后菌落达 $3 \sim 4 \, mm$,圆形,边缘整齐,表面湿润光泽,不透明。在血琼脂平板上菌落周围可见明显的溶血环。在溶血者大多为致病菌株。

早年根据葡萄球菌在固体培养基上产生不同色素分为:金黄色葡萄球菌、白色葡萄球菌和柠檬色葡萄球菌。1965 年国际葡萄球菌和微球菌分类委员会将其分为凝固酶阳性的金葡菌与凝固酶阴性的表皮葡萄球菌,凡凝固酶阳性,甘露醇发酵的细菌称为金葡菌,有致病性;凝固酶阴性,甘露醇不发酵的细菌称为表皮葡萄球菌,为条件致病菌。1974 年 Bergey 细菌学鉴定手册又增加了凝固酶阴性的腐生葡萄球菌。此后又陆续分离到许多新种。其中除中间葡萄球菌、部分(约 25%)猪葡萄球菌猪亚种菌株为凝固酶阳性外,均为凝固酶阴性。其中至少有 6 种葡萄球菌呈凝固酶阳性,金葡菌是其中最重要的一种,菌落为金黄色,含多种溶血素。

2.发病机制:金葡菌致病主要有中毒反应(如中毒性休克综合征,TSS)和感染(如金葡菌肺炎)两种类型。中毒症状与细菌分泌的毒素有关,感染症状是由于金葡菌的增殖、侵袭、破坏宿主组织造成的。金葡菌产生的凝固酶可在菌体外形成保护膜抵抗宿主吞噬细胞的杀灭作用,所释放的多种酶可导致肺组织的坏死和脓肿形成。病变累及或穿破胸膜可形成脓胸或脓气胸;病变消散时可形成肺气囊。

葡萄球菌侵入机体后,在敏感组织中大量繁殖,产生多种毒素和酶,导致相应病理损害;而机体的中性粒细胞及巨噬细胞进入感染部位,吞噬致病菌,炎症局限化。局部大量炎症细胞浸润、血栓形成、纤维蛋白沉积、组织坏死、液化,形成脓肿,是为葡萄球菌感染典型的病理改变。各种原因导致的中性粒细胞减少和吞噬细胞功能降低的患者容易发生葡萄球菌感染的扩散。

葡萄球菌能分泌多种酶和毒素,与其致病性有一定关系。凝固酶能使血浆或体液中的纤维蛋白附着于葡萄球菌的菌体表面,成为一种纤维性外衣,保护细菌不易被吞噬细胞吞噬、消化,使葡萄球菌的毒素或其他酶得以发生作用。葡萄球菌毒素有溶血素,具有溶血作用,可引起白细胞增多,血小板溶解,使组织坏死,作用于人和哺乳动物的丘脑,具致死作用。葡萄球菌还能产生肠毒素、杀白细胞素和中毒性休克毒素(TSST),它们可以引起食物中毒、破坏白细胞、侵犯皮肤引起猩红热综合征和休克。葡萄球菌可产生溶菌酶和透明质酸酶、蛋白酶、过氧化氢酶、纤维蛋白溶解酶、脂肪酶、核酸酶等。细胞外多糖作为一种黏附素,使细菌易于与导管和植入物黏附,是该类细菌好发血管内装置和植入物医院感染的重要因素。

三、金葡菌的耐药性

20 世纪 60 年代青霉素曾是治疗葡萄球菌最有效的抗生素,而目前临床分离株中约 90％由于产生 β-内酰胺酶(青霉素酶)而对青霉素耐药。20 世纪 60 年代初发现的 MRSA 对临床用 β-内酰胺类抗生素均耐药,80 年代庆大霉素曾为治疗 MRSA 感染的有效药物,但目前 MRSA 对庆大霉素的耐药率已经超过 50％。80 年代末金葡菌对氟喹诺酮类高度敏感,曾作为治疗 MRSA 感染的保留用药,但现在 80％以上的 MRSA 和 MRSE 对氟喹诺酮类耐药。凝固酶阴性葡萄球菌的耐药性与金葡菌相似,除万古霉素、去甲万古霉素、替考拉宁等糖肽类和利福平外,许多医院中临床分离株对常用抗菌药物的耐药率＞50％。

1997 年日本首次发现万古霉素中介金葡菌(VISA),后来相继又有报道。VISA 菌株通过增厚细胞壁产生耐药。自 2002 年在美国报道了第一例耐万古霉素金葡菌(VRSA)后,美国已鉴定出耐万古霉素金葡菌(VRSA)。在这些由 VRSA 引起感染的患者中,还分离出耐万古霉素肠球菌,可见耐药基因 VANA 能在体内转运。VRSA 的出现虽然是个别现象,却是金葡菌耐药性不断提高的必然结果。因此,当前在优化抗菌药物使用的同时,应该最大限度地减少细菌耐药现象的发生。

当今,金葡菌(特别是 MRSA)的流行病学主要有下列 4 种趋势:①在很多国家,多重耐药株(尤其是 MRSA)引起的感染得到了极大关注;②一些国家 MRSA 的检出率相对较低;③社区获得性肺炎中发现 MRSA(CA-MRSA);④已出现万古霉素中介和耐药金葡菌(VRE)。由于 MRSA 具有多重耐药性,可以引起高危人群的严重感染,因此引起了世界各国的普遍关注,目前 MRSA 感染已经成为全球性的公共医疗问题。

1.葡萄球菌耐药机制

(1)产生灭活酶和修饰酶:葡萄球菌产生的青霉素酶可破坏多种青霉素类抗生素,产酶量高的某些菌株可表现为对苯唑西林耐药。产生氨基糖苷类修饰酶可灭活氨基糖苷类,使菌株表现为对氨基糖苷类耐药。葡萄球菌还可产生乙酰转移酶灭活氯霉素而使其耐药。

(2)靶位改变:青霉素结合蛋白(PBP)是葡萄球菌细胞壁合成的转肽酶,葡萄球菌有 4 种 PBP,甲氧西林耐药金葡菌的染色体上有 mecA 基因,编码产生一种新的青霉素结合蛋白 PBP2a,PBP2a 与 β-内酰胺类抗生素的亲和力低,能在高浓度 β-内酰胺类环境中维持细菌的胞壁合成,使细菌表现为耐药。耐甲氧西林的金葡菌和表皮葡萄球菌分布简称为 MRSA 和 MRSE,其耐药机制相同,这些耐药菌除对甲氧西林耐药外,对所有青霉素类、头孢菌素类和其他 β-内酰胺类抗生素均耐药,同时对喹诺酮类、四环素类、某些氨基糖苷类抗生素、氯霉素、红霉素、林可霉素耐药率也很高(＞50％);DNA 旋转酶靶位改变和拓扑异构酶Ⅳ变异是葡萄球菌对喹诺酮类耐药的主要机制。此外,葡萄球菌还可改变磺胺药等叶酸抑制剂、利福平、莫匹罗星、大环内酯类和林可霉素类等的作用靶位而对这些抗菌药耐药。

（3）外排作用：葡萄球菌可排出胞内的四环素类、大环内酯类和克林霉素而对这些药物耐药。

2.MRSA 的分类：目前 MRSA 分为医院获得性 MRSA（HA-MRSA）和社区获得性 MRSA（CA-MRSA）两大类。

人类是耐 MRSA 的携带者，也是造成 MRSA 传播的重要来源。通常 30％～60％的健康成人体内有金葡菌定植，其中 10％～20％为长期定植，定植的部位主要在鼻前庭。Ⅰ型糖尿病、血液透析、静脉途径吸毒者、外科手术以及获得性免疫缺陷综合征的患者，其金葡菌（包括 MRSA）的定植率明显增加。金葡菌定植者发生金葡菌感染的危险性明显增加。在医院内，MRSA 可以通过患者与患者、环境与患者以及器械与患者进行传播。然而，患者与患者之间常常通过医护人员的手进行传播。这可能是医院内，尤其是 ICU 中 MRSA 主要的传播途径之一。另外，特别需要注意，MRSA 往往可以在医疗器械和用品表面存活数天至数周，因而，MRSA 经常可以通过医护人员的手，从医疗用品表面传播到患者。现在 MRSA 已经成为医院内感染的重要病原体之一。

HP-MRSA 的危险因素包括老年患者、男性、入住 ICU 患者、慢性病患者、先前抗菌药物的用药史、皮肤黏膜屏障破坏、导管的放置等。研究表明，外科 ICU 中最常见的 MRSA 感染是血流感染，其次是 MRSA 肺炎和切口感染。ICU 病房内 MRSA 感染的危险因素包括入住 ICU 的时间、机械通气、中心静脉导管的放置、完全胃肠外营养、先前抗菌药物的使用、鼻前庭 MRSA 定植，以及在同一个 ICU 中同时有 2 名以上的患者有 MRSA 定植。MRSA 的独立危险因素分别为：①患者的来源，是否来自疗养院；②先前抗菌药物的使用经历；③医院内发生的感染；④接受胰岛素治疗的糖尿病；⑤血管内介入装置。

CA-MRSA 感染的患者往往缺乏上述危险因素。CA-MRSA 是由区别于 HA-MRSA 的另一种病原所致，分离的许多菌株是极具有毒力的，且多发于健康人群，可以引起肺炎、坏死性筋膜炎、脓毒血症。目前对于 CA-MRSA 还缺乏统一的定义。根据美国疾病控制和预防中心（CDC）的定义，CA-MRSA 是指在门诊或入院 48 h 内即分离出 MRSA 菌株；患者无 MRSA 感染或 MRSA 定植的病史，一年内无护理中心居住史，未接受过临终关怀，也未经血液透析，过去一年内无外科手术史及无永久性导管或医疗装置植入。CA-MRSA 感染多发生于社区儿童和年轻人，常出现皮肤或皮肤软组织感染。主要危险因素有经济条件差、居住环境恶劣以及身体接触多的人群，包括男性同性恋、运动员、士兵以及监狱内人员等。CA-MRSA 通常只对 β-内酰胺类抗生素耐药，而 HA-MRSA 菌株可以对多种药物耐药。由此可见，CA-MRSA 和 HA-MRSA 在危险人群、基因型、细菌毒力和药物敏感性等方面均存在显著的不同。

四、病理学

原发性吸入性金葡菌肺炎常常呈大叶性分布，一般以右肺居多，可发生于单侧或双侧，多肺段炎症。化脓性炎症可破坏肺组织，形成肺脓肿。病变可侵及叶间胸膜及邻近肺叶。侵及胸腔，则形成脓胸或脓气胸。可引起细支气管炎性狭窄，起着活瓣作用，形成肺气囊，这于小儿多见。

血源性金葡菌肺炎多发生于葡萄球菌菌血症患者。细菌栓子引起肺部多发的化脓性炎症病灶，进而发展成多发肺脓肿，可侵及胸腔、心包，也可伴其他葡萄球菌引起的炎症，如脑膜炎、关节炎等。

五、临床表现

金葡菌肺炎的发生与其在呼吸道的定植和宿主防御屏障的破坏有关,一些人群如婴儿、老年人;住院患者和体质严重虚弱,尤其是气管切开、气管插管、使用免疫抑制剂或近期做过手术的患者;囊性纤维化或肉芽肿性疾病的儿童和青年;病毒性肺炎,特别是甲型或乙型流感病毒感染后继发细菌感染的患者,这些人群易发生金葡菌肺炎。例如,儿童患者发病前常有上呼吸道感染、支气管炎;青壮年患者常因患流行性感冒而合并金葡菌肺炎;年老体弱及慢性病患者因基础疾病常反复住院、接受侵袭诊疗技术或不适当应用抗生素,易发生医院内金葡菌肺炎。除继发于病毒感染外,也可由败血症或皮肤感染的血行播散发病。如血源性金葡菌肺炎常有皮肤疖痈等金葡菌感染史。

金葡菌肺炎一旦发生,常来势凶猛,症状较重,仅个别病例表现轻微,病程较为缓慢,形成慢性肺炎或慢性肺脓肿。金葡菌肺炎的临床表现与肺炎球菌性肺炎相似,发热、反复寒战、咳嗽、咳黄色脓痰、胸痛、组织坏死伴脓肿形成和肺囊肿(大多见于婴幼儿),病变广泛时可有肺实变的表现;病情大多进展快且有明显衰竭,脓胸、脓气胸常见。

(1)多数急性起病,血源性金葡菌肺炎常有皮肤疖痈史,皮肤黏膜烧伤裂伤破损等金葡菌感染史。有血管留置导管史者易并发感染性心内膜炎,患者胸痛明显,呼吸困难,高热、寒战,而咳嗽、咳脓性痰较少见,可出现心悸、心功能不全。一些患者有金葡菌败血症病史,部分病例找不到原发病灶。

(2)通常全身中毒症状突出,衰弱,乏力,大汗,全身关节肌肉酸痛,急起高热,体温 39~40 ℃,呈稽留热型,伴有寒战、咳嗽,由咳黄脓痰演变为脓血痰或粉红色乳样痰,无臭味,胸痛和呼吸困难进行性加重,发绀,重者甚至出现呼吸窘迫及血压下降、少尿等末梢循环衰竭的表现。少部分患者肺炎症状不典型,可亚急性起病。

(3)血行播散引起者早期以中毒性表现为主,呼吸道症状不明显。此外,老年患者及患有慢性疾病的患者及某些不典型病例,可呈亚急性经过,起病较缓慢,症状较轻,低热、咳少量脓性痰,有时甚至无临床症状,仅在胸片时发现肺部点状或边缘模糊的片状阴影。有时虽无严重的呼吸系统症状及高热,而患者已发生中毒性休克,出现少尿、血压下降。临床上尤其要注意。

(4)早期呼吸道体征轻微与其严重的全身中毒症状不相称是其特点之一,不同病情及病期体征不同,典型大片实变少见,如有则病侧呼吸运动减弱,局部叩浊音,可闻管样呼吸音。有时可闻湿啰音,双侧或单侧。合并脓胸、脓气胸时,视程度不同可有相应的体征。部分患者可有肺外感染灶、皮疹等。

(5)社区获得性 MRSA(CA-MRSA)感染的临床特点:CA-MRSA 主要引起皮肤组织感染,但也可以造成严重的坏死性肺炎。这种重症呼吸系统感染可以伴有脓毒性休克、咯血和呼吸衰竭,患者常常需要入住 ICU,进行呼吸支持和循环支持。CA-MRSA 所致社区获得性肺炎通常发生于社区儿童和成年人,75%的患者发病前往往有流感样症状。患者常常很快出现严重的呼吸道症状,常包括咯血、白细胞减少和 C-反应蛋白增加(>350 mg/mL)。胸片表现为多叶空洞性病变和肺泡浸润阴影。这些特点并不是 CA-MRSA 感染的特色,但与葡萄球菌产生杀白细胞素相一致,临床上如果发现以上情况则应该怀疑 CA-MRSA。

六、辅助检查

1.血常规：外周血 WBC 在 $20\times10^9/L$ 左右，可高达 $50\times10^9/L$，重症者 WBC 可低于正常。中性粒细胞数增高，有中毒颗粒、核左移现象。而重症病例（CA-MRSA 感染）由于细菌分泌的杀白细胞素（leukocidin）导致白细胞计数明显减少。血播者血培养阳性率可达 50%。原发吸入者阳性率低。痰涂片革兰染色可见大量成堆的金葡菌和脓细胞，白细胞内见到球菌有诊断价值。普通痰培养阳性有助于诊断，但有假阳性，通过保护性毛刷采样定量培养，细菌数量 10^3 cfu/mL 时几乎没有假阳性。

血清胞壁酸抗体测定对早期诊断有帮助，血清滴度 $1：4$ 为阳性，特异性较高。

2.影像学检查：肺浸润、肺脓肿、肺气囊肿和脓胸脓气胸为金葡菌肺炎的四大 X 线征象，在不同类型和不同病期以不同的组合表现。多发性小脓肿、肺气囊肿和脓胸、脓气胸为婴幼儿金葡菌肺炎的特征，且早期临床表现常与胸部 X 线摄片表现不一致，即临床症状已很严重，而胸片表现不明显。但病变发展变化极快，可于数小时发展成为多发性肺脓肿、肺气囊肿、脓胸，并可产生张力性气胸、纵隔气肿。因此，在病变早期胸片的随访对疾病的诊断帮助很大。

一般而言，金葡菌肺炎最常见的胸片异常为支气管肺炎伴或不伴脓肿形成或胸腔积液，大叶性实变不多见，肺气囊强烈提示为金葡菌感染。原发性感染者早期胸部 X 线表现为大片絮状、密度不均的阴影。可成节段或大叶分布，亦有成小叶样浸润，病变短期内变化大，可出现空洞或蜂窝状透亮区，或在阴影周围出现大小不等的气肿大泡。栓塞性金葡菌性肺炎的特征是在不相邻的部位有多发性浸润，浸润易形成空洞，这些现象表示病因来源于血管内（如右侧心内膜炎或脓毒性血栓性静脉炎）。通常，血源性感染者的胸片表现呈两肺多发斑片状或团块状阴影或多发性小液平空洞。血源性金葡菌肺炎早期在两肺的周边出现大小不等的斑片状或团块状阴影，边缘清晰，直径为 1.3 cm，有时类似于转移性肺癌，随病变发展，病灶周围出现肺气囊肿，并迅速发展成肺脓肿。

七、治疗

1.抗菌治疗

（1）经验性治疗：临床上可以按金葡菌感染的来源（社区还是医院）和本地区近期药敏资料来选择抗菌药物。社区获得性肺炎考虑可能为金葡菌所致时，不宜选用青霉素，而应选用苯唑西林和头孢唑林等第一代头孢菌素；若效果不好，在进一步进行病原学诊断相关检查时可考虑换用糖肽类抗生素治疗。住院患者若怀疑医院获得性金葡菌肺炎，首选糖肽类抗生素治疗。在经验治疗过程中，应尽可能获得病原菌，并根据其药敏情况及时修改治疗方案。

（2）针对病原菌治疗：培养获得并确认病原菌为金葡菌时，应根据其药敏结果选药。治疗应依据痰培养及药物敏感试验的结果选用抗生素。分离出的金葡菌应进行凝固酶、β-内酰胺酶的检测。药敏试验除常用药物外，还要包括苯唑西林（或甲氧西林）和万古霉素，以便临床参考。常规药敏试验对氨苄西林、头孢唑啉和阿米卡星耐药的金葡菌，基本可确定为耐甲氧西林的金葡菌（MRSA）。

1）对青霉素敏感株，首选大剂量青霉素治疗，过敏者可以使用大环内酯类、林可霉素类、半合成四环素类、复方磺胺甲恶唑（SMZco）或第一代头孢菌素。

2）大多数金葡菌产青霉素酶，且对甲氧西林的耐药株不断增加。如为甲氧西林敏感菌株，一般主张用一种能抗青霉素酶的青霉素,可选用苯唑西林或氯唑西林等;如苯唑西林或萘夫西林 2 g,静脉注射,每 4～6 h 一次。

3)另一类主要药物是头孢菌素,常用的为头孢噻吩或头孢孟多 2 g,静脉注射,每 4～6 h 一次,头孢唑啉 0.5～1.0 g,静脉注射,每 8 h 一次,或头孢呋辛 750 mg,静脉注射,每 6～8 h 一次。第三代头孢菌素对金葡菌几乎无效。另外,林可霉素 600 mg,静脉注射,每 6～8 h 一次对 90%～95% 菌株有效。阿米卡星和磷霉素对部分患者有效。

4)一般认为,对甲氧西林耐药的菌株,对所有 β-内酰胺抗生素均耐药。在许多医院,此类菌株占医院获得性金葡菌的 30%～40%,占社区获得性感染的 5%。如怀疑或经体外药敏试验证明为 MRSA,首选糖肽类抗生素,并根据药敏结果可加用磷霉素、SMZco、利福平等。

糖肽类抗生素:①万古霉素,成人剂量 2.0 g/d,分 2 次缓慢静脉滴注;②去甲万古霉素,成人 1.6 g/d,分 2 次缓慢静脉滴注;③替考拉宁,成人 0.4 g 加入液体中静脉滴注,首 3 次剂量为每 12 h 一次给药,以后维持剂量 0.4 g,每日给药一次。本品亦可肌内注射。肾功能减退患者应调整剂量。疗程不少于 3 周。

其他可选药物为氟喹诺酮类、二甲胺四环素、亚胺培能、阿米卡星等。

治疗上除选用适当的药物外,还要注意避免各种导致中心粒细胞减少或吞噬功能降低的发生,如导致白细胞减少的药物和糖皮质激素的使用等。

2.体位引流:脓(气)胸应及早胸腔置管引流。肺脓肿应嘱患者按病变部位和全身情况作适当体位引流。金葡菌呼吸机相关肺炎患者亦应加强湿化吸痰,并严格执行无菌操作。

3.其他:营养支持和心肺功能维护等均十分重要。伴随葡萄球菌心内膜炎患者在抗菌治疗症状有所改善后应及早进行心脏赘生物的手术治疗。

八、护理

1.病情观察:密切观察患者的体温、呼吸、心率等生命体征,以及咳嗽、咳痰、胸痛等症状的变化,及时报告医生。

2.呼吸道护理:保持患者呼吸道通畅,协助患者咳嗽、排痰,避免呼吸道阻塞和感染加重。

3.皮肤护理:注意患者皮肤清洁,预防皮肤感染。对于有皮疹、红肿等症状的患者,需做好皮肤护理,避免加重病情。

4.营养支持:给予患者充足的营养,提高机体免疫力。饮食上注意搭配,鼓励患者摄入高蛋白、高热量、高维生素的食物。

5.心理护理:关心安慰患者,缓解焦虑、恐惧等负面情绪,提高治疗信心。

6.康复锻炼:根据患者病情和身体状况,协助患者进行康复锻炼,提高身体机能。

九、预后和预防

葡萄球菌肺炎的预后通常与感染菌株的致病力、患者的基础状态、肺部病变范围、诊断和治疗是否及时和正确,以及有无并发症如菌血症、心内膜炎、脑膜炎等均有密切的关系。在抗菌药物问世前,合并葡萄球菌菌血症的肺炎患者病死率高达 80%。尽管现在抗葡萄球菌的药物较多,但病死率仍在 10%～30%,年龄大于 70 岁的患者病死率为 75%。痊愈患者中少数可遗留支气管扩张等。

尽管金葡菌感染后可出现多种后继免疫反应,并且曾经尝试制造金葡菌菌苗、葡萄球菌类毒素等免疫制剂,但至今尚未证明任何一种免疫性预防措施是有效的。

有人主张治疗金葡菌带菌者。用鼻咽拭子采样后培养结果阳性者,可予每日口服利福平0.45～0.6 g,连服 5 天,或与其他敏感的抗菌药物合用可明显减少金葡菌的感染,在 6～12 周后根据个体的具体情况,必要时重复一个疗程。亦有应用抗生素如杆菌肽或新霉素滴鼻液、莫匹罗星或杆菌肽软膏搽鼻前庭部局部治疗的报道。

医护人员应严格无菌操作技术,做好病区内消毒隔离,在医院内接触每一患者后要洗手。对于有金葡菌感染病灶者尤其是感染医院内耐药菌株者应进行隔离,阻断传染源和传播途径,相关医护人员同时行鼻咽拭子培养,若培养出同一型细菌,则医护人员亦属医院内金葡菌感染有关的带菌者,必要时应更换工作岗位。

由金葡菌(尤其是 MRSA)引起的感染将继续成为世界范围内医学界面临的主要挑战之一。同时金葡菌耐药形式的出现与新型抗菌药物使用紧密相关。因此,不应过于强调寻找与研制新的抗菌药。尽管出现耐万古霉素和耐替考拉宁的金葡菌,静脉应用糖肽类抗生素仍可作为治疗全身感染的主要药物。对万古霉素治疗无反应的 MRSA 感染,治疗药物的选择取决于感染部位、药物抗菌活性、药动学和安全性、潜在耐药性及治疗费用。治疗肺炎及皮肤和软组织感染,利奈唑胺比万古霉素可能更有效。因利奈唑胺既可口服又可静脉注射给药,更适于长期门诊治疗,为临床医生和患者提供了更加灵活有效的治疗方案。

第三节　猩红热

一、概述

猩红热为 A 组 B 型溶血性链球菌产生的红斑毒素 A、B 及 C 所导致的急性呼吸道传染病,有全身性红斑及中毒症状。近年来认为皮疹是对链球菌外毒素的一种过敏反应,而非红斑毒素直接作用于皮肤的结果。以胃肠道为特殊表现的猩红热,其发病机理可能为 B 型溶血性链球菌产生的红斑毒素及其溶解产物或类肠毒素物质,作用于肠黏膜和肠上皮细胞引起肠液过度分泌所致。引起休克的原因主要由腹泻致有效循环血容量不足。普通型猩红热也有心、肝、肾等脏器功能的损伤,其发病机理除与传统的退行性中毒性改变有关外,还与激活的白细胞释放炎性介质引起炎症反应有关。

二、临床表现

(1)多见于幼儿及学生。

(2)潜伏期 2～5 天,长者 1～7 天。

(3)临床上比较典型的病例有三期发展经过:前驱期、出疹期、脱屑期。前驱期表现为骤然。

(4)咽部红、肿胀,软腭见针尖大红斑或瘀斑。发病初,红肿肥大的舌乳头突出于白色舌苔上,呈"白色杨梅舌";3～4 天后白色舌苔脱落,舌乳头红肿突出于鲜红的舌质之上,状似杨梅,称"红色杨梅舌"。

(5)多伴全身淋巴结肿大。

(6)若治疗不及时或不当,可导致扁桃体脓肿、风湿热、急性肾小球肾炎、败血症性关节炎及心肌炎等并发症。

三、治疗方案及原则

1.一般治疗:急性期应卧床休息,补充液体及营养。应注意避免并发症的发生。

2.全身治疗:主要用抗生素静脉滴注治疗。首选青霉素,剂量 5 万 U/(kg·d);对青霉素过敏者选用红霉素,剂量 30~50 mg/(kg·d),或林可霉素 40 mg/(kg·d);疗程 7~10 天。

3.局部治疗:注意口腔清洁,可用 3% 硼酸水或生理盐水漱口。手足大片脱屑时,应避免感染。

四、护理

(一)护理诊断

1.体温过高:与感染、毒血症有关。

2.皮肤黏膜完整性受损:与皮疹、脱皮有关。

3.潜在并发症:急性肾小球肾炎,与变态反应有关。

(二)护理措施

1.一般护理

(1)消毒隔离:按传染病一般护理常规处理,呼吸道隔离。隔离期限为症状消退后 1 周或每天 1 次连续咽拭子培养 3 次阴性。有化脓性并发症者,应隔离至治愈为止。病房通风换气,每日 3~4 次,或紫外线照射进行空气消毒,餐具、水杯煮沸 15 min 可达消毒目的。患者鼻咽分泌物须以 2% 洗消净浸泡消毒。接触及护理患者应戴口罩。

(2)饮食护理:急性期给予高热能饮食,并发肾炎者应低盐饮食。红霉素应饭后服,或服前食用饼干、点心,可减轻恶心、呕吐等胃肠道反应。服用抗生素,不宜用茶水。给营养丰富的含大量维生素且易消化的流质、半流质饮食,恢复期给软食,鼓励患者进食。供给充足的水分,以利散热及排泄毒素。

2.症状护理

(1)发热护理:发热期卧床休息,并发心肌炎应绝对卧床休息。避免接触其他传染患者,并做好一切生活护理,给予适当物理降温,可头部冷敷、温水擦浴或遵医嘱服用解热镇痛剂,忌用冷水或酒精擦浴。

(2)口腔护理:口腔用温水或朵贝尔液含漱,每日 4 次。

(3)皮肤护理:出疹期禁用肥皂水擦洗,大块脱皮不宜用手撕剥,应让其自然脱落,或用消毒剪修剪,以免撕破发生感染。

3.病情观察:注意观察有无心肌炎及肾炎等并发症。病程中,注意观察心率、心律、血压变化及有无眼睑水肿、尿量减少、血尿等。

4.健康宣教

(1)居室应通风,尽量让患者隔离独居,避免传染给别人,也可防止其他感染。在急性期要卧床休息,以免产生并发症。

（2）要给予营养丰富、富含维生素的流质或半流质食物,且要易消化,发热出疹时应让患者多饮水。

（3）注意口腔卫生,可用淡盐水漱口,每日 3～4 次,清除口鼻腔分泌物,用青霉素软膏涂口唇和鼻腔。

第四节　肺炎克雷伯菌感染

一、概述

克雷白杆菌(Klebsiella)属为肠杆菌科中一类有荚膜的革兰阴性杆菌。肺炎克雷伯菌为呼吸道感染的重要病原体,常引起重症肺炎,还可引起泌尿道感染、胆管感染、败血症和化脓性脑膜炎等严重疾病。20 世纪 80 年代以来肺炎克雷伯菌耐药率明显增加,特别是产生超广谱 β-内酰胺酶(ESBL)的菌株,能水解所有第 3 代头孢菌素和单酰胺类抗生素。目前国内不少报道肺炎克雷伯菌中产 ESBL 比率高达 40% 以上,并可引起医院感染暴发流行,在医院内获得性肺炎中占第 2、第 3 位或第 3、第 4 位,在社区获得性肺炎中也常见到。该感染好发于营养不良、原有慢性肺部疾病、糖尿病、手术后、酒精中毒、白细胞减少及免疫功能受损等患者。婴儿及老年人多见。本病的病死率各家报道不一,医院内获得性肺炎患者的病死率在 15%～30%。

（一）病原学

肺炎克雷伯菌呈粗短、卵圆形杆菌,直径 0.3～1.0 μm,长 0.6～6.0 μm,单个或成双排列,无鞭毛,有荚膜,无动力,兼性厌氧。能在普通培养基上生长。革兰染色阴性。根据其荚膜多糖结构及抗原性的不同,肺炎克雷伯菌可分为 38 个以上的荚膜血清型。这些血清型的致病性及流行病学之间的关系尚无定论。国外学者认为,呼吸道感染以 K1～K6 为多见,也有人认为以 K47、K21、K3、K23、K31 和 K51 等为多见。罗文侗等调查上海地区主要来自呼吸道的肺炎克雷伯杆菌菌株 282 株,以 K1 和 K33 分离率最高。

克雷伯菌属分为 7 个种,其中肺炎克雷伯菌、臭鼻克雷伯菌、催生克雷伯菌和硬鼻克雷伯菌 4 种与人类疾病有关,肺炎克雷杆菌约占临床分离株的 95%。在 MacConkey 琼脂培养基上形成较大的有多糖荚膜的类熟液样菌落。肺炎克雷伯菌能发酵乳糖,与枸橼酸反应生成碳,Voges-Proskauer 试验阳性,能在氰化钾中生长,H_2S 试验阳性。

（二）流行病学

正常人的肠道与呼吸道可存在克雷伯菌,呼吸道中本菌的检出率为 2%～5%,粪便为 5%。克雷伯菌寄植胃肠道后,不仅可成为带菌者(传染源),当人体抵抗力降低时,可以引起局部或全身感染。易感者从口咽部吸入肺炎克雷伯菌,在呼吸道黏膜一纤毛活动受损的情况下引起肺部感染。细菌可在患者之间相互传播,或经奶瓶、人工呼吸机的湿化器、导尿管、内镜、静脉补液、医护人员的手而传播。肺炎克雷伯菌是医院内感染的重要致病菌,在某些国家已居医院内感染病原菌的第 2位,仅次于铜绿假单胞菌。在重症监护病房(ICU)、泌尿科病房中常发生流行。肺炎克雷伯菌对多种抗生素耐药,细菌通过耐药质粒的传播而在医院内造成感染的局部流行。

(三)发病机制

肺炎克雷伯菌可寄居于健康人的呼吸道和消化道以及水中。当机体抵抗力降低,如患营养不良、糖尿病、粒细胞减少症、白血病、淋巴瘤、各种癌症的患者,以及应用糖皮质激素、免疫抑制剂、抗肿瘤药物者,气管插管、患各种严重疾病及吸烟、酗酒者等,或新生儿、老人、接受各种手术尤其是器官移植等大手术者,咽喉部的肺炎克雷伯菌寄居数量显著增加,使细菌吸附机体上皮细胞的能力增强。当胃酸缺乏或 pH 升高时,胃液内细菌数量可明显增加,当胃液反流时,便成为引起肺炎或支气管炎致病菌的来源之一。本病主要经吸入咽喉部或气管内的致病菌而发病,少数可直接从外界吸入引起。肺炎克雷伯菌有丰富的荚膜多糖物质,在进入肺泡后可抵抗巨噬细胞吞噬,并在肺泡内生长繁殖而致病。肺炎克雷伯菌的荚膜、菌毛、需氧菌素产物是其毒力因子。有证据表明,K1 荚膜抗原可能是致病的主要物质。

(四)病理

感染可累及多种器官与组织。

(1)肺炎:肺炎克雷伯菌在肺泡内生长繁殖,破坏肺泡组织引起小叶或大叶实变,以右肺多见。病理变化与肺炎链球菌肺炎不同之处是肺泡内含有大量黏稠渗出液,使叶间隙下坠。渗出液中有大量中性粒细胞、单核细胞及红细胞,少量纤维蛋白及肺炎杆菌。肺泡壁坏死、液化,形成多发性或单个薄壁脓肿,坏疽样改变。炎症消散慢而不完全,可留有纤维增生、残余化脓病灶或支气管扩张。病变常累及胸膜和心包,引起脓胸。

(2)尿路感染:在有原发病及留置导尿管的患者,肺炎克雷伯菌可上行引起尿路感染。

(3)败血症:肺炎克雷伯菌可在各脏器形成多发性脓肿,如肝、肾、脑、心包等。

肺炎克雷伯菌也可引起人体局部感染,如伤口、眼结合膜、静脉、蜂窝组织以及肠道、脑膜等系统或全身感染。

(五)临床表现

1.症状

(1)肺部表现:与其他化脓性病原菌引起的肺炎相似,常继发于支气管扩张、流行性感冒、结核等。起病突然,畏寒、发热、咳嗽、咳痰和胸痛等。发热不规则,或呈高热,2/3 患者体温在 39～40 ℃。部分患者在起病前先有上呼吸道感染症状,少数患者有上腹部痛与呕吐。痰液无臭,黏稠,脓性,难以咳出,血液和黏液均匀混合为典型的红棕色黏稠胶冻状痰(25％～50％),也可痰中带血或铁锈色痰,个别患者有咯血。严重者有黄疸、发绀、全身衰竭,在发病24～36 h 内发生感染性休克、肺水肿和呼吸衰竭。可并发脓胸、心包炎、败血症、脓毒血症和脑膜炎。16％～50％的患者发生肺脓肿。小婴儿多以消化道症状为首发表现。本病早期即常有全身衰竭,预后较差,病死率约50％,发生广泛肺坏疽者预后更差。

肺炎克雷伯菌肺炎也可由急性延续成为慢性,呈肺脓肿、支气管扩张症与肺纤维化的临床表现。

(2)肺外表现:克雷伯菌肺外感染并非少见。在尿路感染中仅次于大肠埃希菌而居第 2 位,临床表现和发病机制与大肠埃希菌感染相似。有尿频、尿急和尿痛等尿路刺激征,尿培养阳性。更常见于原有夹杂病或有排尿不畅(前列腺肥大、尿道狭窄和膀胱输尿管反流等)的患者,保留导尿和尿路器械检查常为诱因。克雷伯菌败血症好发于原有基础疾病的患者,多发生于住院患者。病情凶险,多有高热、寒战、大汗等内毒素血症的中毒症状。可出现感染性休克表现,如四肢厥冷、脉搏细速、皮肤发花及血压下降等,休克发生率有时高达 63%。还可伴神志改变、皮肤及消化道出血、静脉穿刺部位渗血不止等。约 13% 病例并发心、肺、肾、脑的迁徙性病灶,病死率为 37%~50%,死因多为感染未控制或严重毒血症。克雷伯菌脑膜炎具有一般化脓性脑膜炎的症状和体征:高热、头痛、意识不清和颈项强直,脑脊液呈化脓性改变(白细胞计数和蛋白质明显增高、血糖低)。

2.体征:急性发热病容,呼吸快,常有发绀。肺部体征多数有叩诊浊音,呼吸音减低和湿性啰音。也可有典型的肺部实变体征。有时可见相应病变部位的胸廓下陷,扩张度减小,肋间隙变窄及气管偏向患侧。部分患者表现为慢性过程或急性迁延。

3.实验室检查:周围血白细胞计数和中性粒细胞多数增高,血液病患者、应用免疫抑制剂者白细胞计数可不升高。痰涂片可见有荚膜的革兰阴性杆菌。可从血液、痰液、尿液等标本中培养杆菌。肺炎克雷伯菌肺炎患者血培养阳性率 25%。肺炎克雷伯菌在普通培养基上生长良好,但单纯靠痰培养阳性尚不能确立诊断。

4.胸部 X 线检查:炎症浸润病变多见于右上叶或两上叶,呈大片状浓密阴影及脓肿形成,可融合。部分患者为小叶性改变,以两下肺为多。叶间隙下坠已较少见,有时可见少量胸腔积液。慢性病例呈慢性化脓性改变,肺纤维化,肺容积减少及胸膜增厚等。上叶实变伴叶间裂下垂等肺炎综合征,现已很少见到。

二、治疗

(一)抗生素应用

近些年来,革兰阴性杆菌的耐药性有明显增多趋势,尤其是产 ESBL 的细菌常表现为多重耐药,即不仅对 β-内酰胺类抗生素耐药,而且对阿米卡星和环丙沙星等非 β-内酰胺类抗菌药物也耐药,给临床治疗带来极大威胁。其中肺炎克雷伯菌是产 ESBL 的重要细菌之一,国内外报道产 ESBL 比例相差较大,为 5%~37%,国内多数城市已>40%。

因此,对于肺炎克雷伯菌感染,积极有效的抗生素治疗是关键。而不同菌株之间对药物的敏感性差异甚大,故治疗药物的选用应以药敏结果为准。一般病例,在未获药敏结果前常应用头孢菌素和氨基糖苷类,两者体外具有协同作用,可以联合应用;可首选第 3、第 4 代头孢菌素,如头孢噻肟、头孢曲松、头孢他啶和头孢吡肟等,头孢呋辛一般为 1.5 g,3 次/天,严重感染可每天给药 4 次。儿童平均 1 天量为 60 mg/kg,严重感染者可加量至 100 mg/kg,分 3~4 次给药。头孢他啶为 1~2 g,2次/天。病情严重者,可加用氨基糖苷类药物,如阿米卡星或庆大霉素等。庆大霉素因不良反应较大,临床已较少使用;阿米卡星成人 15~20 mg/(kg·d),分 2 次给药,剂量不超过每天 1.5 g;儿童4~8 mg/(kg·d),分 2 次给药,疗程至少 2 周。但应注意氨基糖苷类药物有听力损害、眩晕,以及肾损害、神经肌肉阻滞作用等不良反应,与头孢菌素合用会增加肾毒性,故需注意患者的肾功能,对老年人尤应重视。替代药物有氟喹诺酮类,或用 β-内酰胺类-β-内酰胺酶抑制剂的复合制剂,如头孢哌酮-舒巴坦、哌拉西林-三唑巴坦等。

对于产 ESBL 的细菌感染,不再选用第 3 代头孢菌素或第 4 代头孢菌素。应首选碳青霉烯类抗生素,如亚胺培南-西司他丁、厄他培南、比阿培南、帕尼培南和美罗培南等,给药剂量和时间间隔应根据感染类型、严重程度及患者的具体情况而定,肾功能不全者剂量需根据肌酐清除率进行调整。美罗培南成人 0.5～1 g,每 6～8 h 一次静滴;儿童 10～20 mg/kg。治疗脑膜炎时建议每次 2 g,每 8 h 一次。近来对碳青霉烯类药物的研究主张持续静脉滴注给药,并维持 2～3 h,以提高碳青霉烯类药物抗菌活性。此类药物有恶心、呕吐、腹痛、腹泻等胃肠道反应以及外周血嗜酸性粒细胞增多、白细胞计数减少、中性粒细胞减少等。对孕妇更应权衡利弊后慎重用药。大剂量使用时可出现神经系统毒性,尤以亚胺培南为显著,故不适于脑膜炎的治疗,肾功能减退的患者应按肌酐清除率相应减少剂量。次选药物为 β-内酰胺类-β-内酰胺酶抑制剂的复合制剂,如头孢哌酮-舒巴坦、哌拉西林-他唑巴坦等。头孢哌酮-舒巴坦成人剂量 1～2g/次,2～4 次/天;小儿为 40～80 mg/kg,分 2～4 次给药,大剂量使用时应考虑凝血功能障碍。哌拉西林/他唑巴坦成人剂量每 6 h 3.375 g,滴注应缓慢,30 min 以上,需注意肾功能损害及电解质紊乱。严重病例上述药物可与氨基糖苷类联合应用。疗程 3～4 周。有脓肿或空洞形成者,用药时间可适当延长。有脓胸者,需积极行胸腔穿刺抽液或插管引流、冲洗及局部抗菌药物治疗。败血症与化脓性脑膜炎的临床治疗可能需 6 周以上。克雷伯菌脑膜炎常伴有脑室炎,可选用庆大霉素等药物行脑室内给药,一次给药后 24 h 内的大部分时间,脑脊液药物浓度能达到治疗量的抗菌浓度 4～6 mg/L。

个别城市的大医院已出现对常用抗菌药物均耐药的泛耐药肺炎克雷白杆菌,严重感染者可考虑选用多黏菌素 B 或 E。常用剂量为 200 万 U,分 2～4 次肌注。有时可选用两种药敏呈"耐药"的抗菌药联合治疗,如碳青霉烯类或头孢哌酮/舒巴坦与氨基糖苷类、磷霉素或氟喹诺酮类联合,常可奏效。

(二)对症及支持治疗

增强患者的免疫功能、积极有效的营养支持及对症治疗在整个治疗体系中占重要地位。可用止咳祛痰剂,发绀者给氧、补充营养和维生素,注意水、电解质和酸碱平衡。尤其对于老年患者更为重要。

1.保持呼吸道通畅

(1)祛痰剂:氨溴索、复方甘草合剂。

(2)雾化吸入:可稀释痰液,促进痰排出。

(3)支气管解痉剂:对喘憋严重者可选用。

(4)保证液体摄入量,有利于痰液排出。

2.氧疗:一般用鼻前庭导管,氧流量为 0.5～1 L/min;氧浓度不超过 40%;氧气宜湿化,以免损害气道纤毛上皮细胞及使痰液黏稠。缺氧明显者宜用面罩给氧,氧流量为 2～4 U/min,氧浓度为 50%～60%。若出现呼吸衰竭,应使用人工呼吸器。

3.纠正水、电解质与酸碱平衡、免疫及营养支持:补充能量、电解质、氨基酸、维生素等,可适当应用胸腺素加强免疫支持,严重病例可酌情给予新鲜血浆(贫血时可给予全血)、白蛋白等。对重症患者条件允许时可用球蛋白。

4.防治感染性休克、脑水肿和呼吸衰竭等并发症的发生。

三、护理

(一)病情观察

1.观察患者体温、脉搏、呼吸等生命体征,及时发现病情变化。对于发热患者,应密切监测体温,每隔 4 h 测量一次,以确保及时发现体温异常。

2.观察患者咳嗽、咳痰情况,注意痰液的颜色、性状和量。肺炎克雷伯菌感染患者的痰液通常为黏稠、脓性,伴有恶臭。若患者咳嗽加剧、痰液量增多,应及时报告医生。

3.观察患者的肺部体征,如呼吸音、湿啰音等。若肺部体征恶化,应考虑肺炎克雷伯菌感染的可能。

(二)抗菌药物治疗

1.根据患者的药敏试验结果,选择针对性的抗生素。肺炎克雷伯菌对多种抗生素具有耐药性,因此,合理选用抗生素至关重要。

2.监测患者抗生素使用过程中的药物浓度、肝肾功能等指标,以确保药物的安全性和有效性。

3.患者在使用抗生素期间,应严格执行医嘱,按时、按量服药。同时,密切观察患者病情变化,如体温、咳嗽、肺部体征等,评估抗生素治疗效果。

(三)呼吸道管理

1.保持患者呼吸道通畅,定时翻身、拍背,帮助患者有效咳嗽。对于咳嗽无力者,可采用吸痰器进行吸痰。

2.加强呼吸道隔离措施,防止交叉感染。患者需佩戴一次性口罩,护理人员需严格执行手卫生规范。

3.针对患者的呼吸功能,进行呼吸训练和康复锻炼,提高患者的生活质量。

(四)并发症护理

1.肺炎克雷伯菌感染可能导致肺脓肿、胸膜炎等并发症。一旦发现并发症迹象,应及时报告医生,并采取相应的护理措施。

2.对于合并肺脓肿的患者,应加强局部护理,避免脓液扩散。必要时,协助医生进行穿刺排脓或手术治疗。

3.针对胸膜炎患者,应密切观察胸腔积液的变化,如量、颜色、性状等。根据医生建议,进行穿刺抽液或引流治疗。

(五)心理护理

1.患者及家属往往对肺炎克雷伯菌感染感到恐慌和焦虑。护理人员应主动关心、安慰患者,解答疑虑,增强患者战胜疾病的信心。

2.鼓励患者参与疾病的治疗和康复过程,提高患者的自我管理能力。

四、预后

肺炎克雷伯菌肺炎、败血症预后差,患者大多有严重基础疾病,在抗生素应用前,肺炎克雷伯菌肺炎的病死率达 51%～97%,在抗生素治疗下其病死率仍达 20%～50%。若并发广泛性肺坏疽,则病死率达 100%。克雷伯菌败血症的病死率在 30%～50%,并发休克或多器官功能衰竭的死亡率更高。克雷伯菌所致的化脓性脑膜炎预后亦欠佳。

第五节　肺炎链球菌肺炎

肺炎链球菌肺炎是社区获得性肺炎的一种重要类型。发病率高,病死率也很高。近10年,肺炎链球菌对青霉素,其他β-内酰胺类抗生素,以及非β-内酰胺类抗生素的耐药率逐渐上升,成为全世界广泛关注的问题。

一、流行病学

肺炎链球菌是一种革兰染色阳性的双球菌,在培养基上短链或成对生长。根据细菌荚膜多糖的不同,肺炎链球菌分成84种不同的血清型。但是与毒力、致病性有关的血清型只有20多种,可引起90％以上的肺炎链球菌感染。

除肺炎外,肺炎链球菌的致病谱很广,如中耳炎、鼻窦炎、菌血症及骨髓炎、脑膜炎等。肺炎链球菌肺炎在老年人、儿童、有慢性肝肾病基础、慢性阻塞性肺疾病、营养不良、原发性或继发性免疫缺陷病的患者容易发生。

二、耐药肺炎链球菌流行趋势

10年前,用青霉素治疗肺炎链球菌感染,几乎总是成功的,但现在情况完全不同了。在中国,青霉素耐药的肺炎链球菌的比例为14.5％,其中青霉素高耐株(MIC$\geqslant$2 mg/L)占2％左右。我们的邻国,如日本、韩国、新加坡,青霉素耐药肺炎链球菌达到60％～70％。

如果肺炎链球菌对青霉素耐药,那么对其他β-内酰胺类抗生素也可能产生耐药。根据北京协和医院的资料,青霉素敏感株对阿莫西林、头孢肤肟、头孢噻肟、头孢曲松均敏感,而青霉素中介及高耐株对上述四种β-内酰胺类抗生素的耐药性分别为8％、11％、8％和8％,高耐青霉素的菌株对上述4种β-内酰胺类药物均耐药。

除了对β-内酰胺抗生素耐药外,肺炎链球菌还可能对非β-内酰胺抗生素产生耐药。与其他国家相比,我国肺炎链球菌对青霉素的耐药率虽然不是很高,但对红霉素的耐药率却高达60％以上。据报道,在中国香港、加拿大,肺炎链球菌对氟喹诺酮的耐药率(定义为环丙沙星 MIC$\geqslant$4 mg/L)增加。

肺炎链球菌不产生β-内酰胺酶,它耐β-内酰胺抗生素的机制是青霉素接合蛋白(PBP 主要 1a、2a、2b、2x 四种)的改变,降低了对β-内酰胺的亲和力。肺炎链球菌对红霉素的耐药机制为核糖体靶位点的改变和主动外排机制的增强。

肺炎链球菌产生耐药的危险因素:高龄、不合理使用抗生素、住院时间长、气管插管机械通气、机械通气时间长、原有基础疾病是多重耐药肺炎链球菌肺炎的重要危险因素。

三、病因和发病机制

鼻咽部携带肺炎链球菌是肺炎链球菌发生的一个重要危险因素。冬季,在拥挤、通风条件差的环境里,鼻咽部肺炎链球菌的携带率高,因此肺炎链球菌肺炎容易发生。人与人的直接接触是肺炎链球菌传播的重要途径,也可以通过飞沫和血液传播。

肺炎链球菌首先附着于人的上皮细胞,并在此寄居生长。寄居的肺炎链球菌进入组织后,在某些情况下,由于吞噬细胞缺乏识别肺炎链球菌荚膜抗原的受体,或抗体或补体系统被封闭,肺炎链球菌逃脱了吞噬细胞系统的防御,在组织内繁殖,形成炎症。

宿主上皮细胞的完整性对于抵御肺炎链球菌的入侵非常重要,因此,吸烟者、空气严重污染、呼吸道病毒感染等情况下,患肺炎链球菌肺炎的危险性增加。血液循环中荚膜特异性抗体是一种保护性抗体,在链球菌感染后5d左右形成,在体外具有很强的杀灭链球菌的活性。但这种抗体的保护作用并不完全,因此,各个年龄段的患者对肺炎链球菌普遍易感。脾脏对于清除抗体包被的链球菌有很大作用,因此,对于因某种原因脾脏被切除的患者,患肺炎链球菌肺炎的危险性增大。

四、临床表现

肺炎链球菌肺炎多急性起病,表现为寒战和高热,呼吸道症状有咳嗽、咳痰、呼吸困难和胸痛。痰的性状典型表现为铁锈色,但现在较少见。其他伴随症状有头痛、恶心、呕吐及腹部不适、食欲下降等。如果有肺外感染存在(如骨髓炎、脑膜炎等),则有相应脏器受累的表现。

体格检查表现为:急性病容,发热,心率快,呼吸急促。肺部检查有叩击痛,吸气相湿性啰音,有时表现为肺实变的体征,包括管状呼吸音、叩诊浊音、听觉语颤增强等。

实验室检查:外周血白细胞增多,中性粒细胞增多。但严重感染患者,可有白细胞的减少。某些患者,有肝酶和胆红素轻度升高。

胸部X线检查表现为片状密度增高影,或表现为大片实变影。约25%的患者会出现胸腔积液,但脓胸和空洞不多见,如果出现,往往有抗生素耐药肺炎链球菌或合并其他类型致病菌的感染。

五、肺炎链球菌耐药与预后的关系

肺炎链球菌的耐药性增加了,但是,耐药菌感染的死亡率有无增加呢? 1964年Austrian和Gold报道伴有菌血症的肺炎链球菌肺炎患者的病死率是13%,这些患者为2008—2016年的病例,那时还没有耐药肺炎链球菌出现。有趣的是,Feikin报道2008—2016年侵袭性肺炎链球菌肺炎的病死率为12%(与40多年前相比,差别不大),而此时肺炎链球菌的耐药率为18%。Feikin发现与青霉素敏感肺炎链球菌相比,青霉素耐药肺炎链球菌肺炎的病死率没有明显增加(耐药株14%,敏感株11%,P<0.05)。相反,高龄和基础病是肺炎链球菌肺炎死亡的危险因素。Ewing通过对超高耐肺炎链球菌(MIC≥4 mg/L)的研究发现,只有在住院4天后,耐药株感染的死亡率才有明显增加。这一研究与40多年前Austrian和Gold的研究相似,他们发现青霉素减少肺炎链球菌感染死亡的效果,在住院5天后才变得明显。

体外试验和临床试验的结果不一致。现在,有很多专家认识到美国实验室标准化委员会(NCCLS)关于肺炎链球菌耐药折点的判定标准可能不适用于呼吸道感染。以前规定的MIC≥2 mg/L作为肺炎链球菌对青霉素耐药的判定折点,对肺炎链球菌脑膜炎有很高的预后预测价值,但是,对判断肺炎链球菌肺炎的预后意义不大。现在趋向认为,只有青霉素MIC≥4 mg/L,治疗失败的危险才会增加。

六、肺炎链球菌肺炎的治疗

1.抗生素的选择:对于青霉素敏感的肺炎链球菌肺炎,首选抗生素为青霉素 50 万 U,静脉滴注 q4h,或阿莫西林 500 mg q8h。可替代的抗生素包括氨苄西林、头孢唑林、头孢噻肟、头孢曲松及大环内酯类如红霉素、克拉霉素、阿奇霉素、多西环素等。对于青霉素中介的肺炎链球菌肺炎,首选抗生素为青霉素 G200 万～300 万 U,静脉滴注 q4h,或头孢噻肟 1～2 g 静脉滴注 q8h,或新氟喹诺酮抗生素如左氧氟沙星、莫西沙星、司帕沙星等。可替代的抗生素有克林霉素、多西环素等。对于青霉素高耐肺炎链球菌肺炎,推荐使用万古霉素 0.5 g,静脉滴注 q12h,或新氟喹诺酮抗生素如左氧氟沙星、莫西沙星、司帕沙星等。

美国耐药肺炎链球菌治疗工作组的建议为:对于肺炎链球菌肺炎,如果青霉素 MIC≤1 mg/L,肺炎链球菌判定为敏感,中介为青霉素 MIC≤2 mg/L,如果青霉素 MIC≥4 mg/L,判定为耐药肺炎链球菌。对于社区获得性肺炎链球菌肺炎,如果是门诊患者,经验性抗生素选择为:口服大环酯类如红霉素、克拉霉素、阿奇霉素、多西环素(或四环素),或口服 β-内酰胺类如头孢肤肟、阿莫西林、阿莫西林-克拉维酸。肺炎链球菌肺炎住院患者推荐:头孢噻肟、头孢曲松,或氨苄西林-舒巴坦。为了减少肺炎链球菌对氟喹诺酮抗生素的耐药性,新氟喹诺酮仅限于下列情况:①上述治疗方案无效;②对上述抗生素过敏;③明确的高耐青霉素的肺炎链球菌感染(青霉素 MIC≥4 mg/L)。万古霉素不推荐作为社区获得性肺炎链球菌肺炎的常规用药。

2.肺炎链球菌疫苗:虽然肺炎链球菌有 84 种抗原型(血清型),但与毒力、流行和耐药有关的抗原型只有 20 多种,它可包括 90% 的肺炎链球菌感染。用某种载体蛋白结合多价抗原,研制肺炎链球菌疫苗是目前的热点,目前科学家正在研制安全、有效、价廉的肺炎链球菌疫苗。接受疫苗免疫接种的重点对象为老人、幼儿和免疫功能低下者。

七、护理

(一)缓解不适,促进身心休息

1.患者应卧床休息,保持充足的睡眠,以利于身体恢复。

2.给予患者足量的蛋白质、热量和维生素,以补充体内营养消耗。

3.鼓励患者多饮水,以帮助排出体内的毒素和减轻肺部炎症。

(二)保暖与降温

1.当患者出现高热寒战时,可以使用暖水袋或电热毯等保暖,适当增加被褥。

2.如有必要,可在医生指导下给予退热药物,以降低体温。

(三)保持呼吸道通畅

1.患者若有咳嗽、咳痰症状,可给予镇咳、祛痰药物,以缓解咳嗽症状。

2.对于痰多不易咳出的患者,可以采用吸痰和雾化吸入疗法,以帮助排出痰液。

(四)饮食护理

1.患者饮食应以清淡、易消化为主,避免生冷、油腻、刺激性食物。

2.保证患者每天摄入足够的水分,以维持身体水分平衡。

（五）预防感染传播

1.患者居住环境应保持清洁、通风,减少感染传播的风险。

2.患者家属和医护人员要加强手卫生,佩戴口罩,避免交叉感染。

（六）病情监测

1.密切观察患者体温、呼吸、心率等生命体征,及时报告医生。

2.监测患者血氧饱和度,以确保供氧充足。

八、预后

肺炎链球菌肺炎预后通常较好,但如有下列因素存在,预后则较差:年龄过小或过老,特别是1岁以下或60岁以上,原有心、肺、肝、肾及代谢疾病基础者,体温及血白细胞计数不高者以及免疫缺陷者;病变广泛、肺部多叶受累者;严重并发症,如有感染性休克者。肺炎链球菌脑膜炎的病死率高,一般在30%~60%,远高于流脑。凡有以下情况,如高龄、意识障碍、抽搐频繁、脑脊液白细胞数<1000×10^6/L等者,预后均差。

第四章　真菌性疾病的护理

第一节　头癣

头癣是由皮肤癣菌直接或间接感染头皮和头发所致的浅部真菌病。常见致病菌为红色毛癣菌、须癣毛癣菌、紫色毛癣菌和犬小孢子菌,偶见断发毛癣菌、许兰毛癣菌、石膏小孢子菌、奥杜盎小孢子菌、铁锈色小孢子菌等。

近年来由于饲养宠物的增多,以犬小孢子菌为代表的亲动物性真菌感染成为世界范围内主要的流行致病菌。

一、临床表现

1.好发年龄:多见于儿童,由紫色毛癣菌或断发癣菌所致的黑癣也可见于成人,男女均可发病。

2.好发部位:主要发生于头皮和头发,偶可合并其他部位皮肤感染。

3.典型损害:本病临床表现较为复杂,不同菌种感染,其损害表现也各异。

(1)白癣:头皮散在大小不等圆形或椭圆形边界清晰的灰白色鳞屑性斑,头发在距头皮 3～4 mm处折断,病发根部有灰白色菌鞘包绕,愈后不留瘢痕和永久秃发斑。

(2)黑癣:病发出头皮即折断,断发在毛囊口内留黑色小点,感染部位头皮呈面积大小不等的片状脱发斑,其内有多数毛囊性黑点,秃发斑头皮可有少量鳞屑或散在毛囊性丘疹、脓疱,愈后留有瘢痕。

(3)黄癣:为面积大小不等的碟形硫磺色痂,周围散在粟粒大丘疹和脓疱,其中心有毛发贯穿。病发颜色灰暗,参差不齐,病久可形成萎缩性瘢痕,造成永久性脱发。

(4)脓癣:头皮单发或多发边界清楚、隆起的红肿包块,质软有波动感,破溃后有少量浆液或半透明脓液流出,表面结污褐色厚痂,其下为鲜红色浸润糜烂面或溃疡,其上头发干枯无光泽、松动易拔除,愈后留有萎缩性瘢痕和永久秃发斑。

4.自觉症状:患处常有不同程度的瘙痒,继发细菌感染可有胀痛感,甚至剧痛。

5.病程:脓癣病程较短,一般数月自愈,而白癣则至青春期方自愈。黄癣和黑癣则无自愈倾向,常持续多年。

6.实验室检查:病发和痂屑直接镜检,白癣可见发干外包绕密集排列的孢子;黑癣可见发内成串密集镶嵌排列的孢子,黄癣可见发内菌丝或关节孢子与气泡,黄癣痂中可见鹿角状菌丝和成群孢子;脓癣可见多数发外圆形小孢子及发内菌丝。真菌培养可进一步确定致病菌种。伍德灯下白癣发出亮绿色荧光,黄癣发出暗绿色荧光,而黑点癣不发荧光。

二、治疗

1.一般治疗:头癣应早期发现并及时进行综合治疗,遵循"服、搽、洗、剃、消"防治原则,即口服结合外用抗真菌药物的同时,定期理发,拔除并焚烧病发,消毒理发工具及与病发接触的生活用品等,以增强疗效、缩短疗程、防止复发和交叉感染。

2.全身治疗:首选灰黄霉素,儿童用量为 15～20 mg/kg·d,分 2～3 次口服,疗程 6～8 周,若病发镜检仍为阳性,疗程应延长。

近年研究证实,新型抗真菌药物较灰黄霉素疗效更佳,如特比萘芬,体重＜20 kg 者用量为 62.5 mg/d,体重 20～40 kg 者用量为 125 mg/d,体重＞40 kg 者用量为 250 mg/d;伊曲康唑 3～5 mg/(kg·d),儿童最大用量 200 mg/d,可采用连续或间歇疗法;氟康唑 3～5 mg/(kg·d),儿童最大用量不超过 50 mg/d 等。疗程均为 4～6 周,白癣可延长至 8 周。

应用新型抗真菌药物在治疗前、后 2 周,以及治疗过程中每 2 周应分别查肝肾功能及血常规,并定期进行真菌镜检,连续 3 次镜检阴性,结合临床症状消失方可判为治愈。

继发细菌感染可给予罗红霉素 5～10 mg/(kg·d)、红霉素 30～50 mg/(kg·d)、阿奇霉素 10～12 mg/(kg·d)、头孢氨苄 25～50 mg/(kg·d)或阿莫西林克拉维酸钾 50～60 mg/(kg·d)(按阿莫西林计算)等抗生素,分次口服。脓癣在急性期给予小剂量糖皮质激素,如醋酸泼尼松 0.5～1 mg/(kg·d)或地塞米松 2.5～5 mg/d,可明显缓解症状。

3.局部治疗:应用 2％酮康唑香波或 2.5％硫化硒洗剂清洗头皮后,患处涂搽 5％～10％硫磺软膏、5％水杨酸软膏、2％咪康唑霜、1％联苯苄唑霜或溶液、1％环吡酮胺溶液或软膏、0.125％～1％阿莫罗芬软膏或搽剂、1％布替萘芬软膏、2％硝酸舍他康唑软膏、1％特比萘芬霜或 2.5％碘酊,每日 2 次,疗程至少 8 周。

继发细菌感染者,可选用 2％莫匹罗星软膏、0.5％新霉素软膏(溶液或乳剂)、0.5％～1％盐酸金霉素软膏(溶液或乳剂)、3％磷霉素软膏或 1％～3％红霉素软膏等抗生素制剂,炎症控制后再外用抗真菌制剂,或两者交替使用。红肿较明显的患者,可外用复方益康唑软膏、复方咪康唑软膏、复方酮康唑软膏等含糖皮质激素的抗真菌制剂,禁止单纯外用糖皮质激素。脓癣禁忌切开排脓,以免炎症扩散。

三、护理

(一)保持头皮清洁

头癣患者应定期洗头,每周至少两次,选用温和的洗发水,避免使用刺激性强的洗发水。洗发时,要用温水彻底冲洗头发和头皮,以去除多余的油脂和污垢。此外,患者还应避免使用他人的毛巾、梳子等个人用品,以减少交叉感染的风险。

(二)正确梳理头发

头癣患者在梳理头发时,应选择梳齿柔软的梳子,避免使用塑料梳子,以免刺激头皮。梳理头发时要轻柔,避免用力拉扯头发,以免加重头癣症状。

(三)避免抓挠

头癣患者会感到头皮瘙痒,但抓挠会导致头皮破损,加重病情。患者应尽量避免抓挠患处,如有必要,可以采用冷敷或轻拍的方式缓解瘙痒。

(四)饮食调理

头癣患者应注重饮食调理,多吃新鲜蔬果、富含维生素的食物,以增强身体抵抗力。同时,要避免过于油腻、辛辣、刺激性的食物,以免加重头皮炎症。

（五）保持良好作息

头癣患者应保持良好的作息,充足的睡眠有助于头皮的修复和病情恢复。同时,适当进行锻炼,提高身体素质,增强免疫力。

（六）定期复查

在治疗头癣过程中,患者应按照医生的建议定期复查,密切关注病情变化。如发现病情恶化,应及时就诊,调整治疗方案。

第二节　体股癣

一、体癣

（一）概述

体癣是由皮肤癣菌引起的皮肤浅部真菌感染。红色毛癣菌所致体癣常先在手、足、头或腹股沟等部位出现皮损,因搔抓而蔓延至躯干,也可因直接或间接接触被病原菌污染的澡盆、浴巾、尿布等而感染。糖尿病、慢性消耗性疾病及长期服用糖皮质激素等患者较易患病。由亲动物性的须癣毛癣菌和犬小孢子菌引起的体癣与近年来家庭饲养宠物增多有关,人们嬉戏带菌猫狗或接触其脱落的毛或皮屑后被传染而发病。

（二）临床表现

(1)体癣早期损害为针头到绿豆大小丘疹、水疱或丘疱疹,从中心向周围发展,中心有自愈趋向,皮损边缘由散在的丘疹、水疱、丘疱疹、痂和鳞屑连接成狭窄隆起,呈环状,向周围逐渐扩大。中心部可再次出现第二、第三层同心圆样损害,伴有红斑和丘疹。炎症较轻时可只有脱屑。有时可见毛囊炎样、湿润的脓疱疮样及隆起的疣状损害。

(2)耳廓部的体癣仅表现为鳞屑性红斑,没有中心愈合趋向。

(3)瘙痒明显,搔抓后可引起局部湿疹样改变,易继发细菌感染。

(4)个别病例皮损可泛发全身,皮损融合呈红皮病样表现,但仍可见单个损害的特征。

(5)一般夏秋季皮损初发或症状加重,冬季减轻或转入静止阶段,留下色素沉着。

(6)婴儿尿布区体癣初发部位以臀部为多,其次为腹股沟、耻骨、会阴、股内侧及腰部,甚至蔓延至上腹、背、小腿等处。

不同病原菌感染所致皮损,其形态有一定特点,由亲动物性(须癣毛癣菌、疣状毛癣菌、犬小孢子菌)和亲土壤性(石膏样小孢子菌)真菌引起的损害炎症反应多较明显,以水疱为主,可见小脓疱,皮损面积较小但是数目较多。疣状毛癣菌所致损害主要为与毛孔一致的小脓疱。犬小孢子菌感染在女性及幼儿多见,由于菌体常随动物皮毛传播,病灶呈多发性,不易见到中心愈合趋向。由亲人性的红色毛癣菌引起的损害炎症反应较不明显,常呈大片状,数目较少,愈后多有色素沉着,复发皮损常呈暗红色或棕褐色,边缘不清晰。絮状表皮癣菌所致皮损炎症症状不明显,病灶不易扩大,边缘少有隆起。各种原因引起机体抵抗力下降、糖尿病、慢性消耗性疾病、长期内服或外用糖皮质激素等患者皮损分布广泛甚至泛发全身,无冬季缓解趋势,无明显边缘和丘疹、丘疱疹,难以治愈。

滥用糖皮质激素外用制剂使体癣的皮损不典型者,称为难辨认癣或激素修饰癣,以面部较多见,其原因除每天受洗脸、化妆、剃须等因素影响外,还与局部外用药物频度高、颜面皮肤的解剖学特点有关,皮损表现为边界不清晰的糜烂性红斑,无由心自愈趋向及丘疹,临床上很像湿疹;有的皮损中心以糠秕状鳞屑为主,边缘为米粒大的脓疱;有的全身遍布黄豆至小指头大的皮损,分布对称,与玫瑰糠疹相似;还有的表现为叶片状脱屑斑,无炎症性潮红,边缘仅轻度发红。由于皮质激素有抗炎作用,初用时局部症状可一时减轻,继续使用则症状加重,皮损面积急速扩大。有报告指出,外用激素者菌丝侵入表皮更深,量更大,毛囊容易受累。

(三)辅助检查

(1)有与动物密切接触史,有典型皮损,瘙痒明显。

(2)实验室检查

1)真菌镜检:用钝刀在皮损边缘处刮取鳞屑,置于载玻片上,滴 10%KOH 溶液后盖上盖玻片,在酒精灯火焰上稍加热以溶解角质。镜下可见菌丝和孢子。菌丝较细长,有分隔,宽度一致,有折光,位于角质细胞之间;孢子为圆形或卵圆形,有时可见关节样孢子。加棉蓝或 10%KOH、50%派克墨水染色后更容易辨认菌丝和孢子。

2)真菌培养:将鳞屑接种在含氯霉素和放线菌酮的沙堡弱培养基中室温培养,3～5 天后可长出菌落,以后可根据菌落形态或做小培养鉴定菌种。

鳞屑真菌镜检和培养阳性即可确诊,必要时可做组织病理检查。

(3)组织病理:在 HE 染色切片上见湿疹样改变。PAS 或银染见菌丝和孢子位于表皮角质层,有时可在毛囊开口处见到菌体成分。

(四)治疗方案及原则

1.局部治疗:在确定诊断后应在药物种类、剂型及用药方法上给患者以科学指导,尽可能针对性使用抗真菌药,并根据皮损特点正确选择剂型和药物浓度。治疗体癣原则上以外用药为主,局部使用抗真菌药反应良好,包括水杨酸苯甲酸酊、复方雷琐辛搽剂、1%冰醋酸溶液、1%益康唑霜、1%克霉唑霜、2%咪康唑霜、1%联苯苄唑霜、1%酮康唑霜、1%特比萘芬软膏、1%布替萘芬软膏等,每日用药 1～2 次,一般疗程在 2 周以上。

2.口服抗真菌药物:全身泛发性体癣除外用药外,可同时口服灰黄霉素,成人每日 0.6 g,疗程2～4 周,或口服伊曲康唑、特比萘芬、氟康唑等治疗,疗程 2 周。

3.注意事项

(1)对同时患有手、足癣,甲真菌病,头癣者应积极治疗,避免和其他患者,包括有癣病的动物密切接触。避免接触污染的毛巾、浴盆,防止交叉感染。贴身衣物、被单等应消毒。肥胖者夏季保持皮肤干燥。避免滥用可能影响机体抵抗力的药物如糖皮质激素、免疫抑制剂等。

(2)告知患者不要以增加用药次数来达到快速治愈的目的,因为在炎症明显时用药次数过多反而刺激局部使炎症反应加重。对儿童患者及面部皮损者应适当降低药物浓度和减少用药次数,避免用药过度而引起局部刺激反应。一旦出现局部刺激反应,应停用抗真菌药,按照急性皮炎进行局部湿敷处理,待炎症反应减轻后再逐渐加用抗真菌药物。

(3)为了巩固疗效,防止复发,应在皮损消失后再继续擦药一段时间,避免皮损稍有好转就停药。

(4)典型的体癣诊断不难,但刮取皮损边缘处鳞屑作真菌镜检和(或)真菌培养是非常必要的,这不仅有助于明确诊断,而且可筛选出"难辨认癣",防止误诊和漏诊。对那些临床上不能排除体癣,真菌镜检阴性者,应取鳞屑做真菌培养,在培养结果报告之前,可暂时使用复方咪康唑霜等复合制剂以控制炎症(这些药同时亦有抗真菌作用),待培养结果报告后再改为单纯的抗真菌药(真菌培养阳性时)或抗炎药物(真菌培养阴性时)。

(五)护理

1.清洁皮肤

(1)每天早晚使用温和的护肤品清洁感染部位,保持皮肤清洁干燥。

(2)避免使用刺激性强的洗涤剂或香皂,以免加重皮肤症状。

2.使用外用药膏

(1)根据医生建议,选择合适的外用抗真菌药膏,如咪康唑、酮康唑等。

(2)按照说明书涂抹药膏,注意用药量和用药频率。

(3)用药期间,注意观察病情变化,如有不适,及时就诊。

3.保持皮肤干燥

(1)尽量避免长时间泡澡、游泳,以免加重病情。

(2)洗澡后,用干净毛巾轻轻擦干皮肤,避免用力擦拭。

(3)穿宽松、透气的衣物,避免摩擦感染部位。

4.避免传染

(1)不要与他人共用毛巾、拖鞋等个人用品。

(2)定期清洗床上用品、衣物,注意消毒。

(3)保持室内空气流通,避免环境潮湿。

5.饮食调理

(1)多吃富含维生素的食物,如新鲜蔬菜、水果等。

(2)避免食用辛辣、刺激性食物,如辣椒、生姜、大蒜等。

(3)保持良好的作息时间,增强身体免疫力。

6.密切关注病情变化

(1)遵循医生的建议,按时复查。

(2)密切关注病情变化,如皮疹范围扩大、瘙痒加剧、出现疼痛等症状,应及时就诊。

(3)积极配合医生的治疗,遵循医嘱。

二、股癣

(一)概述

股癣是由皮肤丝状真菌引起的发生于腹股沟、会阴、肛周和臀部皮肤的感染。发病与夏季气候温暖潮湿、患者肥胖或身体局部潮湿多汗有关。集体生活者可发生小范围流行。致病真菌主要为红色毛癣菌(占 93.7%),其次为絮状表皮癣菌(占 3.1%)、须癣毛癣菌(占 1.1%)、白念珠菌(占 1.0%,最终诊断应为皮肤念珠菌病)、紫色癣菌(占 0.3%)等。在菌种构成比上与体癣有明显不同。

(二)临床表现

(1)股癣的临床表现与体癣相似,开始为少数丘疱疹,逐渐增多扩大,在上股部近腹股沟处形成弧形皮损。由于皱褶两侧皮肤相互接触,皮损常为鲜红色水肿性红斑,可有多个小片红斑沿腹股沟处播散,融合成匐形状,无中心痊愈。红斑皮损上缘常不甚清晰,皱褶以下部位损害呈半圆形,炎症显著,边缘可有丘疱疹。皮损可扩展至股阴囊皱褶,阴囊较少受累或仅表现为边界不清的鳞屑性红斑,阴茎受累罕见。

(2)皮损可向后累及肛周、臀间沟及臀部皮肤,俗称"马鞍癣"。重者可从腹股沟向上蔓延至会阴及耻骨上部,形成有明显边缘的大片红斑。由于瘙痒明显,患者不断搔抓,在夏季可引起急性炎症反应,出现少量渗液和结痂,甚至红肿化脓,到秋凉时才缓解。反复搔抓使局部皮肤逐渐变粗增厚,呈苔藓样变,酷似神经性皮炎。炎症消退后局部皮肤的红色逐渐变淡,全部消退时可遗留色素沉着。一般为双侧股部对称受累,也有单侧受累。

(三)辅助检查

1.有典型皮损,瘙痒明显。

2.实验室检查

(1)真菌镜检:刮取皮损边缘处鳞屑加10%KOH溶液后在酒精灯火焰上稍加热以溶解角质。镜下可见真菌菌丝和孢子。对鳞屑较少者可用透明胶带粘贴取材镜检。亦可加棉蓝或10%KOH、50%派克墨水染色后观察。

(2)真菌培养:置鳞屑于含氯霉素和放线菌酮的沙堡培养基中培养3～5天后可长出菌落,并可进一步鉴定菌种。皮损部取鳞屑作真菌镜检和(或)培养阳性可确诊。

3.组织病理:PAS或银染见菌丝和孢子位于表皮角质层。

(四)治疗方案及原则

1.股癣的治疗方法:与体癣相同。原则上以使用外用药为主,如10%冰醋酸溶液、1%克霉唑霜、1%联苯苄唑霜、2%咪康唑霜、1%益康唑霜、1%酮康唑霜、1%特比萘芬软膏等。每日用药1～2次,疗程一般在2周以上。

2.严重股癣:可同时口服灰黄霉素、氟康唑、特比萘芬、伊曲康唑等,疗程2周。

3.注意事项:原则上与体癣基本相同,由于股部皮肤比较薄而且阴囊对外用药物的吸收率高,所以在未明确诊断前不能随便用药,应先作真菌镜检和培养,确诊后选择刺激性小、浓度低的外用药物。每天用药次数不超过2次,疗程至少2周,在皮损消退后还应坚持涂药1～2周,以防止停药后复发。平时所穿内裤不宜过厚过紧,应保持舒适透气。

(五)护理

1.避免与他人共用物品:股癣具有传染性,因此要避免与他人共用毛巾、浴巾、床上用品等,以减少交叉感染的风险。

2.保持心情舒畅:股癣患者容易产生焦虑、紧张等负面情绪,而这些情绪又会影响疾病的恢复。因此,保持心情舒畅、积极面对疾病,有助于提高治愈率。

3.定期复查:股癣治疗过程中,要定期复查病情,观察症状是否得到缓解。如有恶化迹象,要及时调整治疗方案。

4.注意性生活卫生:股癣患者在治疗期间要注重性生活卫生,避免因性行为导致病情反复。

5.防止复发:股癣治愈后,仍需注意生活习惯和卫生,以防止复发。定期清洗衣物、保持皮肤干燥、避免长时间处于潮湿环境等,都有助于降低复发风险。

第三节 须癣

一、病因

多种皮肤癣菌所引起的口周皮肤及胡须的癣菌病。多见于欧美牧区。系嗜动物性小孢子菌及毛癣菌(如羊毛状小孢子菌、石膏样毛癣菌、疣状毛癣菌、紫色毛癣菌及黄癣菌等)所致。多由牛传染人,也可通过理发工具传播。此病在我国较少见。

二、临床表现

1.浅表型须癣:先从须部开始,少数毛囊口发生红丘疹,皮肤红斑逐渐扩大而类似平滑皮肤上的体癣,中心区脱屑,须毛脱落,周边可见活动性水疱或脓疱。患处皮肤明显肿胀,但与正常皮肤间边界清晰。患区胡须松动易拔或自行折断。

2.深在型须癣:为深在性毛囊性脓疱或脓肿,皮肤浸润,胡须变脆且容易拔出,压迫病区有脓液从多个毛囊口中溢出,毛囊内可形成瘘管。严重者愈后遗留永久性脱毛。

3.好发部位:须癣好侵犯下颏部,很少侵犯上唇靠近鼻孔处。

三、辅助检查

取患处鳞屑或病发直接镜检,可见到菌丝及孢子。由于病原菌不同可呈发内型或发外型。小孢子菌所致须癣的病发在滤过紫外线下有亮绿色荧光。

四、病理变化

真菌存在于毛干及毛囊中。由红色毛癣菌引起的结节性毛囊周围炎,在毛囊及真皮炎性浸润中的菌丝和孢子,可被 PAS 及乌洛托品硝酸银染色法,分别染成深红色和黑色。真菌可穿过毛囊壁进入真皮。日久病灶可变为化脓性。在慢性或正在消退的病灶中,可见淋巴样细胞、上皮样细胞、组织细胞及多形核巨细胞等浸润。

由疣状毛癣菌引起的须癣,可证实菌丝和孢子位于毛囊内,但在围绕毛囊的真皮中则无菌,在真皮内主要是围绕毛囊的急性或慢性炎细胞浸润。

五、治疗

(1)有继发细菌感染者应内用抗生素,外用3%硼酸溶液或锌铜溶液湿敷,待急性炎症消退后再作进一步治疗。

(2)病区范围较小时,用拔毛镊将患病区胡须拔除,并涂擦5%硫磺软膏、1%益康唑霜、1%克霉唑霜或2%咪康唑霜,2次/日。病区胡须应多次拔除,直至局部表面完全正常,然后再搽药2周以上。

(3)范围较大,拔须困难者,可用内服药治疗,药物及其用法用量参照头癣治疗方法。

六、护理

（一）保持皮肤清洁

1.每天早晚使用温和的护肤品，帮助清洁皮肤，去除多余的油脂和污垢。

2.避免使用刺激性强的洗护产品，以免加重皮肤症状。

3.定期修剪指甲，防止因瘙痒导致的皮肤损伤。

（二）避免瘙痒

1.避免抓挠患处，以免感染和炎症加重。

2.当感到瘙痒难耐时，可以尝试使用冷敷或拍打患处，缓解瘙痒感。

3.保持良好的作息习惯，避免熬夜，减轻瘙痒症状。

（三）涂抹药物

1.在医生的建议下，使用抗真菌药膏或霜剂，如克霉唑、益康唑等。

2.遵医嘱，按时按量使用药物，切勿擅自停药。

3.用药期间，注意观察病情变化，如有异常应及时就诊。

（四）饮食调理

1.多吃富含维生素 A、维生素 E、锌等元素的食物，如胡萝卜、牛奶、坚果等，增强皮肤抵抗力。

2.避免食用辛辣、刺激性食物，如辣椒、酒精等，减少皮肤刺激。

3.保持饮食均衡，多吃新鲜蔬菜和水果，提高免疫力。

（五）保持良好心态

1.了解须癣的知识，正确对待病情，保持乐观心态。

2.避免过度焦虑和紧张，以免影响皮肤的恢复。

3.积极参加户外活动，增加社交互动，转移注意力。

七、预防

（1）患者的洗漱用品，包括毛巾、手帕、脸盆、剃须刀等在治愈前要特别注意消毒。

（2）平时避免接触有癣病的家畜或宠物，对患病的动物及时处理，处理时注意隔离及事后清洗消毒。

第四节　甲真菌病

甲真菌病是皮肤癣菌侵犯甲板和（或）甲下组织的浅部真菌病。免疫功能低下、HIV 感染、甲损伤或患有其他甲病等可为其发病的易感因素。致病菌主要为毛癣菌属和絮状表皮癣菌，少数可有白念珠菌和其他霉菌感染。

一、临床表现

1.好发年龄：主要见于成年人，儿童患者较成人明显要少，男女均可患病。

2.好发部位：发生于指（趾）甲和（或）甲下组织。常最先侵犯甲板远端和甲下皮，然后逐渐向甲板近端发展。少数从甲板两侧或近端开始。

3.典型损害:病甲依其感染的菌种、受侵方式的不同而表现各异,如白色浅表型甲癣表现为甲板浅层云雾状不规则形白色斑点或斑片,表面可有凹点和脱屑;远端侧位型甲下型甲癣为前缘和侧缘的甲板增厚浑浊,呈黄色、褐色或灰白色;近端甲下型甲癣表现为近端甲板粗糙增厚、凹凸不平,多呈灰白色;甲内型甲癣表现为甲板增厚,呈灰白、黄褐色等。

全甲营养不良型甲癣为以上各型甲真菌病发展的最终改变,表现为整个甲板增厚、甲下鳞屑堆积,或甲板萎缩、甲结构丧失、甲板远端或大部分毁损、甲床表面残留粗糙角化的堆积物。偶可继发甲沟炎,出现红、肿、热、痛等炎症表现。

念珠菌性甲真菌病常伴有甲沟炎,甲周红肿,可有少量渗液但不化脓,有痒痛感,以婴幼儿和儿童较为多见。

4.自觉症状:单纯甲板感染,一般无任何症状,但指甲癣影响手指精细动作和生活质量。累及甲板周围组织时可有轻微痒感和触痛。

5.病程:慢性经过,无自愈倾向,未经治疗者常迁延数十年。

6.实验室检查:病甲甲屑直接镜检可见分隔菌丝或关节孢子。将甲屑接种于沙堡培养基中,可有绒毛状或乳酪状菌落生长。

二、治疗

1.一般治疗:根据临床分型、甲损害程度和致病菌的不同,采用局部搽药、口服药物和联合治疗的方法,以提高疗效,缩短疗程。修剪指(趾)甲时应先修剪正常甲,然后再修剪患甲,剪刀及患甲脱落物应高温消毒。

2.全身治疗:近端甲下感染及全甲受累者需系统应用抗真菌药物,可选用伊曲康唑 400 mg/d,分 2 次口服,连服 1 周停药 3 周为一个疗程,指甲真菌病需 2～3 个疗程,趾甲真菌病需 3～4 个疗程;特比萘芬 250 mg/d,每日 1 次,连服 1 周后改为隔日 1 次,一般指甲真菌病 6 周,趾甲真菌病 12 周,亦可根据甲板皮屑涂片真菌检测结果确定疗程;氟康唑 150 mg/次,每周 1 次,或 100 mg/次,每周 2 次,疗程至少 8 周,儿童用量酌减。幼儿可选用灰黄霉素 10 mg/(kg·d),分次口服,疗程 10～14 周。

近年采用伊曲康唑和特比萘芬联合或交替服用的方法治疗甲真菌病,取得了较好的疗效,拓宽了抗菌谱。

3.局部治疗:抗真菌药物单纯外用可治愈白色浅表型、远端侧位型甲真菌病,若系统应用抗真菌药物的同时患甲外用抗真菌剂,可增强疗效、缩短疗程。

治疗前先用指甲刀或锉刀尽量除去病甲甲屑,用 40％尿素软膏、30％冰醋酸溶液、50％碘化钾软膏、0.1％醋酸铅溶液或剥甲硬膏封包或浸泡使病甲软化后,再涂搽 3％～5％乳酸碘酊、1％特比萘芬软膏、5％阿莫罗芬甲搽剂、8％环吡酮胺甲搽剂、28％噻康唑溶液(含 22％十一烯酸和 50％乙酸乙酯)10％益康唑霜或复方酮康唑霜,每日 2 次,疗程 4～6 个月或更长。

采用拔甲术拔除病甲后,口服和外用抗真菌药物,可使疗程明显缩短、治愈率提高,但拔甲过程中可因机械性损伤甲母造成新甲畸形,且患者较难接受,故临床较少采用,除非甲板下形成癣菌瘤者。

三、护理

（一）甲真菌病的预防措施

1.避免共用物品:甲真菌病是一种传染性疾病,患者应注意避免与他人共用毛巾、拖鞋、指甲刀等物品,以减少感染的风险。

2.保持指甲清洁:保持指甲清洁干燥,避免潮湿的环境,可有效降低甲真菌病的发病率。

3.加强手部卫生:勤洗手,尤其是从事餐饮、家务等容易接触到真菌的工作人群,要注意及时清洗手部。

4.注意脚部通风:穿着透气性好的鞋袜,避免长时间穿着紧身鞋袜,以减少脚部汗湿。

5.及时治疗:一旦发现甲部出现异常,如变色、增厚、脱落等症状,应及时就诊,遵循医生的建议进行治疗。

（二）甲真菌病的心理护理

1.加强心理疏导:甲真菌病会影响患者的外观形象,导致患者产生焦虑、抑郁等负面情绪。护理人员要及时对患者进行心理疏导,增强患者战胜疾病的信心。

2.家庭支持:家庭成员要关心、支持和理解患者,共同面对疾病带来的困扰。

3.社交支持:鼓励患者参加社交活动,与朋友交流,分散注意力,减轻心理压力。

（三）甲真菌病的康复护理

1.定期随访:患者在治疗期间应定期回访医院,以便医生对病情进行评估和调整治疗方案。

2.注意康复过程中的卫生:保持康复部位的清洁干燥,避免再次感染。

3.合理饮食:保持良好的饮食习惯,高蛋白、高维生素的饮食有助于指甲的修复。

4.锻炼身体:适当进行锻炼,提高身体免疫力,有助于预防甲真菌病的复发。

第五节　手足癣

一、手癣

（一）概述

手癣是指手指曲面、指间及手掌侧缘皮肤感染皮肤癣菌。因手背皮肤的解剖特点与躯体皮肤相近,故将发生在手背的感染归为体癣。手掌侧缘皮肤角质层较厚,是亲角质的皮肤癣菌最常侵犯的部位。笔者在2008—2017年诊断1128例手癣,其中红色毛癣菌1035株,白念珠菌28株,须癣毛癣菌23株,絮状表皮癣菌18株,酵母菌16株,紫色癣菌2株,克柔念珠菌2株,铁锈色小孢子菌、曲霉菌、近平滑念珠菌、链互隔菌各1株。这些真菌可分泌蛋白酶,分解皮肤角质层的角蛋白使菌体易于侵入。手的活动范围较大,在身体其他部位有癣时常以手搔抓,故手易受感染,合并有足癣者用手搓足或剥离趾甲,真菌病甲屑是引起手癣的常见原因,此种情况常为两足和一手患癣,称为两足一手综合征。患癣的手搔抓身体其他部位也可引起发病。

(二)临床表现

本病男性略多于女性,其中 21～40 岁患者超过总例数的一半。一般两手都可受累,但以一手受累更多见。手癣中以鳞屑型和慢性湿疹型多见,因两手暴露,皮肤干燥,浸渍糜烂损害相对较少。一般将手癣分为四型:

1.水疱型:在掌心或指侧发生散在或成群分布的小水疱,水疱针头大小,位置深在。疱壁发亮、较厚、内容清澈,有不同程度的炎症和瘙痒,水疱自行干燥后疱壁破裂,形成白色点状及环形鳞屑。

2.鳞屑型:在手掌部发生片状红斑,表面覆有鳞屑,一般边缘清晰,中心纹理比较显著,触之有粗糙感。皮损可为一小片或几片,或融合成大片,累及大部分掌心,在虎口处形成较深的裂隙和鳞屑,也可向手背发展,形成有鳞屑的斑片,皮损可只发于一侧,亦可对称分布。病程慢性,可终年不愈。

3.浸渍型:指间皮肤浸渍发白,基底湿润潮红糜烂,常有渗液,与念珠菌所致的指间擦烂相似。

4.慢性湿疹型:中医称此型为"鹅掌风"。无明显水疱,掌心皮肤逐渐弥漫性粗糙变厚,皮纹变深,常伴小片鳞屑,边界不清。瘙痒明显。冬季易发生皲裂,引起疼痛。

(三)治疗方案及原则

1.局部治疗:常用的局部抗真菌药物成分有克霉唑、咪康唑、联苯苄唑及特比奈芬,干燥皲裂的皮损宜用含以上任一成分的霜或软膏,每日 1～2 次,连用 4 周。慢性湿疹型损害可用复方苯甲酸软膏局部封包治疗。

2.口服抗真菌药物:对局部外用抗真菌药物治疗效果欠佳或不能坚持外用药者,可考虑同时口服抗真菌药物,常用药有伊曲康唑、特比萘芬或氟康唑。伊曲康唑 200～400 mg/d,连服 1～2 周;特比萘芬 250 mg/d,连服 1～2 周;氟康唑 150 mg,1 周 1 次,连服 3～4 次。上述药物对肝功能影响轻微,但既往有肝病者应慎用,用药期间应监测肝功能。

(三)护理

1.保持手部清洁:每天早晚用温水泡手,洗净后用干净毛巾擦干。避免用过热的水,以免刺激皮肤。

2.避免交叉感染:患有手癣的人应避免与他人共用毛巾、脸盆等日常用品,以减少真菌传播的风险。同时,注意不与患有足癣的人共用物品,防止交叉感染。

3.保湿护理:手部皮肤容易干燥,尤其是冬季。因此,在手癣症状稳定后,要经常涂抹保湿霜或护手霜,以保持皮肤湿润。

4.避免刺激:尽量减少使用肥皂、洗洁精等刺激性强的洗涤剂。若不可避免,应在使用后立即用清水冲洗干净,并擦干手部。

5.饮食调理:手癣患者应保持饮食均衡,多吃新鲜蔬菜水果,避免过于油腻、辛辣刺激的食物。

6.保持指甲清洁:定期修剪指甲,避免指甲过长藏污纳垢。使用指甲刀时,要保持工具清洁,防止感染。

7.防止受伤:在日常生活中,要注意避免手部受伤,如避免摩擦、切割等操作。一旦受伤,应及时清洁处理,防止感染。

8.坚持治疗:手癣的治疗需要一定时间,患者要耐心坚持用药。在皮损消退后,还需继续搽药 2 周以上,以巩固疗效。

9.定期复查:手癣患者在治疗期间应定期复查,密切关注病情变化。如发现病情恶化,应及时就诊,调整治疗方案。

二、足癣

(一)概述

足癣是一种由皮肤癣菌感染引起的足趾间、足底、足跟、足侧缘的皮肤病。本病在人群中发病率为50%～90%,是发病率最高的癣病。可自身传染引起手癣、体股癣及甲真菌病,也可通过共用洗脚盆、毛巾或拖鞋等途径传播给他人;患处常由于搔抓继发细菌感染,引起淋巴管炎、蜂窝织炎或丹毒等。

(二)临床表现

该病的男女患者比例无明显差异。10岁以下儿童患者少见,20岁左右患者明显增加,老年人相对较少。21～40岁患者约占总数的48.4%。典型的临床表现如下:

1.水疱型:趾间、足底、足侧缘可见针头至绿豆大的深在性水疱,散在或群集分布,疱壁厚、疱液清澈,不易破裂,有不同程度的炎症和瘙痒。随病情发展水疱或干燥或融合成多房性水疱,除去疱壁露出蜂窝状基底及鲜红色的糜烂面,易继发细菌感染。此型在夏季年轻女性多见,与真菌的种类(须癣、毛癣菌更易引起此型)及机体的变态反应有关。本型易引起癣菌疹。

2.趾间型:病变常发生在第三、四趾和第四、五趾缝间。该处皮肤相对较薄而嫩、相互紧密接触、不透气、较潮湿,有利于癣菌滋生繁殖。局部皮肤浸渍发白,呈腐皮状,祛除腐皮后见鲜红色的糜烂面甚至裂隙,伴渗液,呈湿疹样改变,常伴有恶臭及瘙痒。可因搔抓引起淋巴管炎、蜂窝织炎或丹毒。发生在趾曲侧或趾前部的水疱、脓疱有时发展迅速,呈湿疹样变,常继发细菌感染、化脓,形成溃疡。

3.鳞屑角化型:最多见,开始偶见趾间有小水疱干燥后形成的环状鳞屑,此后鳞屑逐渐增多,同时出现足底、足侧缘和足跟部的皮肤弥漫性变厚、粗糙、脱屑,鳞屑片状或小点状,反复脱落和新发,鳞屑以下皮肤正常或微红,大都干燥无汗,很少潮湿。此型在冬季多见,常出现皲裂,疼痛出血,影响工作。到夏季又可出现水疱。

临床上将足癣分为3型,同一患者在不同时期可以某一型为主,例如,夏季可表现为水疱型,冬季可表现为鳞屑角化型。

(三)治疗方案及原则

1.局部治疗:同手癣,如1%～2%克霉唑霜、咪康唑霜、益康唑霜、酮康唑霜、联苯苄唑霜、特比萘芬软膏或10%冰醋酸溶液及水杨酸制剂等。不同皮损性状对不同药物浓度和剂型的反应不同,如何根据皮损正确选用药物浓度和剂型是治疗的难点。一般对鳞屑角化型应用渗透性比较强,药物浓度比较高的剂型,如复方水杨酸软膏;对角化增厚较著者,可先用10%水杨酸软膏厚搽,再用塑料薄膜封包,每晚一次,促使其角质剥脱,然后再外用上述抗真菌药;对足底多汗伴有臭味者,可先用10%聚维酮碘溶液浸泡,后用咪康唑(达克宁),可以除臭止汗,使足底保持清洁干燥。

2.口服抗真菌药物:同手癣。对严重足癣或伴有趾甲甲真菌病者,在外用抗真菌药的同时,可加用内服药物如伊曲康唑、特比萘芬或氟康唑,方法和疗程与手癣相同。

3.注意事项:足癣皮损呈湿疹样改变并继发感染时,应首先治疗继发感染。可选用抗生素抗感染治疗,同时,局部使用 1/5000 高锰酸钾、0.5％醋酸铅、0.1％依沙吖啶(利凡诺)或 10％聚维酮碘溶液浸泡 20 min 左右,或者每天使用上述药物之一湿敷 2～3 次,待渗出好转后再外用刺激性小的抗真菌霜剂。

足癣的治疗效果受到很多因素影响。致病癣菌分布的广泛性和传播途径的多样性,决定了抗真菌药物的使用应该是经常性和长期性的。在治疗的同时还应采取预防措施,搞好个人卫生,保持足部干燥,勤换袜子,不与其他人共用拖鞋、毛巾、浴巾、洗脚盆等,以免交叉感染,洗脚盆、浴缸要经常消毒,家庭中其他成员患足癣也要同时治疗。

(四)护理

1.保持足部清洁干燥:每天洗脚并用温水泡脚,洗净脚部每个角落。洗完后,用干净的毛巾轻轻擦干,特别是脚趾间的区域。保持足部干燥,避免长时间浸泡在水中,以减少真菌生长的机会。

2.选择透气鞋袜:穿着透气性好的鞋袜有助于保持足部干燥,减少真菌繁殖的环境。尽量不穿紧身鞋袜、不共用拖鞋、浴巾等公共卫生用品,以降低感染风险。

3.使用外用药物:根据医生建议,使用外用抗真菌药物,如乳膏、喷雾剂等。涂抹药物时,要确保覆盖整个脚部,尤其是容易感染的部位。坚持使用药物,即使症状消失,也要继续用药一段时间,以防止病情反复。

4.避免抓挠:抓挠患处会导致皮肤破损,加重病情。如有瘙痒感,可以采用轻拍或冷敷的方法缓解症状。

5.修剪趾甲:定期修剪趾甲,避免趾甲过长导致病情恶化。修剪趾甲时,要用锋利的剪刀,避免剪伤皮肤。

6.加强免疫力:保持良好的生活习惯,饮食均衡,充足的睡眠,适量的运动,有助于提高身体抵抗力,减少感染的机会。

7.定期复查:在治疗过程中,要定期复查病情,并与医生保持沟通,以便及时调整治疗方案。

第五章　异常分娩的护理

分娩过程是否顺利取决于产力、产道、胎儿和产妇的精神心理因素,这四个因素在分娩过程中相互影响,其中任何一个或一个以上的因素发生异常,或这些因素之间不能相互适应而使分娩过程受阻,称为异常分娩,俗称难产。顺产与难产在一定条件下可以相互转化,若处理得当,难产可以转变为顺产;若处理不当,顺产也可以转变为难产。因此,在产程观察过程中,应全面了解、仔细分析、正确处理,使母儿安全度过分娩期。

第一节　产力异常

产力是分娩的动力,包括子宫收缩力、腹肌和膈肌收缩力及肛提肌收缩力,其中以子宫收缩力为主。在分娩过程中,子宫收缩的节律性、对称性及极性不正常或强度、频率有改变,称为子宫收缩力异常,简称产力异常。子宫收缩力异常分为子宫收缩乏力和子宫收缩过强两类。每类又分为协调性与不协调性两种。

一、子宫收缩乏力

(一)病因

子宫收缩乏力的原因是综合性的,常见的有以下几点:

1.精神因素:多见于初产妇,尤其是 35 岁以上的高龄初产妇,对分娩有恐惧心理,精神过度紧张、睡眠少、进食少、过多的体力消耗,均可导致子宫收缩乏力。

2.头盆不称或胎位异常:临产后,骨盆狭窄或胎位异常时,胎儿先露部下降受阻,胎先露不能紧贴子宫下段及子宫颈部,不能引起反射性子宫收缩,是导致继发性子宫收缩乏力的最常见原因。

3.子宫因素:子宫肌壁过度膨胀(如双胎、羊水过多、巨大胎儿等),可使子宫肌纤维过度伸展;多次妊娠分娩、子宫的急慢性炎症使子宫肌纤维变性、结缔组织增生;子宫肌瘤、子宫发育不良、子宫畸形(如双角子宫)等,均会影响子宫的收缩力。

4.内分泌失调:临产后,产妇体内雌激素、缩宫素、前列腺素等分泌不足,孕激素下降缓慢,致使子宫收缩乏力。

5.药物影响:临产后不恰当地使用镇静剂与止痛剂,如吗啡、哌替啶、氯丙嗪、硫酸镁、苯巴比妥等,可使子宫收缩受到抑制。

(二)临床表现

1.协调性子宫收缩乏力:子宫收缩仍具有正常的节律性、对称性和极性,但收缩力弱(子宫腔内压力低,小于 15 mmHg,又称低张性子宫收缩乏力),持续时间短,间歇期长且不规律,子宫收缩小于 2 次/10 min。在收缩的高峰期,用手按压宫壁不硬,仍可出现凹陷。由于子宫收缩力减弱,产程进展缓慢,甚至停滞。协调性子宫收缩乏力多属继发性宫缩乏力。

2.不协调性子宫收缩乏力:子宫收缩出现极性倒置,即子宫收缩的兴奋不是起自两侧子宫角部,而是来自子宫下段的一处或多处,节律不协调。子宫收缩时子宫收缩力于子宫底部不强,而是子宫中段或下段强(宫腔内压力达 20 mmHg,又称高张性子宫收缩乏力),子宫收缩间歇期子宫壁不能完全松弛,表现为子宫收缩不协调,这种子宫收缩不能使子宫口如期扩张和胎先露下降,属无效子宫收缩,导致产程延长或停滞。临床表现为产妇自觉持续性腹痛,拒按,精神紧张,烦躁不安,体力消耗,严重者出现脱水、电解质紊乱、肠胀气、尿潴留。由于胎儿—胎盘血液循环障碍,胎儿缺血、缺氧,易出现胎儿窘迫,严重威胁胎儿生命。

3.产程曲线异常:各类子宫收缩乏力均可导致产程曲线异常,主要有以下 8 种类型。

(1)潜伏期延长:从临产规律子宫收缩开始至子宫口开大 3 cm 为潜伏期。初产妇潜伏期正常约需 8 h,最大时限 16 h,超过 16 h 称潜伏期延长。

(2)活跃期延长:从子宫口开大 3 cm 开始至子宫口开全为活跃期。初产妇活跃期正常约需 4 h,最大时限 8 h,超过 8 h 称活跃期延长。

(3)活跃期停滞:进入活跃期后,子宫口不再扩张达 2 h 以上,称活跃期停滞。

(4)第 2 产程延长:第 2 产程初产妇超过 2 h,经产妇超过 1 h 尚未分娩,称第 2 产程延长。

(5)第 2 产程停滞:第 2 产程胎头下降无进展达 1 h,称第 2 产程停滞。

(6)胎头下降延缓:活跃晚期及第 2 产程,胎头下降速度初产妇小于 1 cm/h,经产妇小于 2 cm/h,称胎头下降延缓。

(7)胎头下降停滞:活跃期晚期胎头停留在原处不下降达 1 h 以上,称胎头下降停滞。

(8)滞产:总产程超过 24 h 称滞产。

以上 8 种产程进展异常,可以单独存在,也可以合并存在。

(三)对母儿的影响

1.对产妇的影响

(1)由于产程延长,进食少,精神疲惫及体力消耗,可出现疲乏无力、肠胀气、排尿困难等。严重时可引起脱水、酸中毒、低钾血症。

(2)由于第 2 产程延长,膀胱被压迫于胎头和耻骨联合之间,可导致组织缺血、水肿、坏死,易形成尿瘘。

(3)胎膜早破及多次肛门检查或阴道检查可增加感染机会。产后子宫收缩乏力可影响胎盘剥离、胎儿娩出和子宫的血窦关闭,容易引起产后出血。

(4)手术产率高,产褥期并发症也增多。

2.对胎儿、新生儿的影响

(1)协调性子宫收缩乏力易造成胎头在盆腔内旋转异常,使产程延长,增加手术产概率,新生儿产伤增多。

(2)不协调性子宫收缩乏力不能使子宫壁完全放松,对胎盘、胎儿血液循环影响较大,易发生胎儿窘迫、新生儿窒息、新生儿感染等。

(四)治疗原则

1.协调性子宫收缩乏力:找出原因,对因处理。若胎儿头盆不称、胎位异常,应及时行剖宫产术。估计可经阴道分娩者,应改善产妇全身状况,消除紧张恐惧心理,加强子宫收缩(人工破膜、静脉滴注缩宫素等)。

2.不协调性子宫收缩乏力：原则上应调节子宫收缩，恢复其节律性与极性。酌情给予镇静剂（如哌替啶或吗啡等），多数能恢复协调性子宫收缩。若处理无效或伴有胎儿窘迫或头盆不称者，应行剖宫产术。

（五）护理评估

1.病史：认真询问妊娠经过，仔细阅读产前检查记录，如产妇身高、产妇骨盆测量值、胎儿大小及产妇有无并发症，还应注意评估产妇的休息及进食情况等。

2.身体评估

（1）症状评估：子宫收缩的节律性、对称性和积极性，同时观察子宫收缩频率和强度。对使用缩宫素的产妇，注意产妇对缩宫素的反应。

（2）体征评估：胎儿的胎产式、胎先露、胎方位及胎儿的大小。

（3）辅助检查

1）进行肛门检查或阴道检查：了解子宫颈软硬程度、子宫口扩张情况、骶尾关节活动度及坐骨棘等是否存在异常。

2）尿液检查可有尿酮体阳性；血液生化检查可有血钾、血钠、血氯等的改变。

3.心理-社会评估：主要评估产妇精神状态及影响因素，了解产妇是否对分娩高度焦虑、恐惧，家人和产妇的生育理念，对分娩相关知识的了解程度等；是否具有良好的支持系统。

（六）护理问题

1.疲乏：与产妇体力消耗、产程延长有关。

2.焦虑：与担心自身及胎儿安全有关。

3.有感染的危险：与产程延长、胎膜破裂时间较长及多次肛门检查和阴道检查有关。

4.疼痛：与不协调性子宫收缩乏力有关。

（七）护理措施

1.心理护理：鼓励陪伴分娩，护理人员对产妇要关心、体贴、理解，给予鼓励和支持，减少其紧张情绪，让产妇及其家属表达他们的担心及感受。解释目前产程进展及治疗护理程序，多陪伴产妇，减轻产妇焦虑，使其对顺利分娩树立信心。

2.协调性子宫收缩乏力的护理：明显头盆不称，不能经阴道分娩，积极做好剖宫产的手术护理。经阴道分娩，做好以下护理工作。

（1）第1产程的护理

1）改善全身情况：鼓励产妇多进食，必要时可静脉补充营养；避免过多使用镇静药物；及时排空直肠和膀胱，必要时可行肥皂水灌肠和导尿。

2）加强子宫收缩：①针刺穴位：针刺三阴交、合谷、太冲等穴位。②刺激乳头。③人工破膜：无头盆不称、胎头已衔接者，可行人工破膜。④缩宫素静脉滴注：将缩宫素 2.5～5.0 U 加于 5％葡萄糖溶液 500 mL 内，从 4～5 滴/min 开始静脉滴注并观察反应，根据子宫收缩的强弱进行调整，一般不超过 40 滴/min，使子宫收缩维持在持续 40～60 s，子宫收缩间隔以 2～3 min 为宜。在缩宫素静脉滴注过程中，应有专人监护，每 15 min 观察 1 次胎心、血压、子宫收缩、子宫口扩张及先露下降情况。若子宫收缩持续 1 min、胎心率异常、10 min 内子宫收缩超过 5 次，应立即停止滴注。若发现血压升高，应减慢滴注。

3)剖宫产术准备:经上述处理产程仍无进展或出现胎儿窘迫,立即做好剖宫产的术前准备。

(2)第2产程的护理:经上述处理后,子宫收缩一般转为正常,进入第2产程,做好阴道助产和抢救新生儿的准备。若第2产程子宫收缩仍乏力、无头盆不称时,给予缩宫素静脉滴注,加强子宫收缩,促进产程进展。

(3)第3产程的护理:遵医嘱给予缩宫素、抗生素,以预防产后出血及感染。

3.不协调性子宫收缩乏力的护理:确保产妇充分休息,遵医嘱给予哌替啶100 mg或吗啡10~15 mg,肌内注射。医护人员应关心产妇,解释疼痛的原因,鼓励产妇深呼吸,通过背部按摩和腹部画线式按摩减轻产妇疼痛,稳定产妇情绪。若子宫收缩仍不协调或伴胎儿窘迫、头盆不称等,应立即行剖宫产术和做好抢救新生儿的准备。

(八)健康教育

(1)做好产前检查,及早发现头盆不称、胎位异常,初产妇如有异常应于预产期前2周到医院检查。

(2)让产妇了解分娩的有关知识,消除产妇焦虑与恐惧心理,使其对分娩有信心。

(3)指导产褥期清洁卫生,注意营养、休息与适当活动。

二、子宫收缩过强

(一)原因

可能与以下因素有关。

(1)急产:急产多发生于经产妇,其主要原因是软产道阻力小。

(2)缩宫素应用不当:如引产时缩宫素使用剂量过大、用药途径错误或个体对缩宫素敏感。

(3)分娩发生梗阻或胎盘早剥:血液浸润肌层,可致强直性子宫收缩。

(4)精神过度紧张、阴道内操作过多或不当等,均可引起子宫壁部分肌肉呈痉挛性不协调性收缩。

(二)临床表现

1.协调性子宫收缩过强:表现为子宫收缩的节律性、对称性和极性均正常,仅子宫收缩力过强、收缩过频(10 min内有5次或以上的子宫收缩且持续达60 s或更长)。若产道无梗阻,无头盆不称及胎位异常,往往产程进展很快,子宫颈口在短时间内迅速开全,分娩在短时间内结束。若总产程不足3 h,称为急产,多见于经产妇。产妇往往呈痛苦面容,大声喊叫。

2.不协调性子宫收缩过强

(1)强直性子宫收缩:外界因素(如缩宫素)应用不当可引起子宫颈内口以上部分的子宫肌层出现强直性痉挛性收缩,子宫收缩间歇期短或无间歇,产妇烦躁不安、持续性腹痛、拒按。胎方位触诊不清,胎心音听诊不清。有时可在脐下或平脐处见一环状凹陷,并随着产程进展逐渐升高,称病理缩复环。病理缩复环是先兆子宫破裂的主要征象。

(2)子宫痉挛性狭窄环:子宫壁局部肌肉呈痉挛性不协调性收缩形成的环状狭窄,持续不放松,称子宫痉挛性狭窄环。子宫痉挛性狭窄环可发生在子宫颈、子宫体的任何部分,多在子宫上、下段交界处,也可在胎体某一狭窄处,以胎颈、胎腰处多见。产妇出现持续性腹痛、烦躁,子宫颈扩张缓慢,胎先露下降停滞,胎心率不规则。此环特点是不随宫缩上升,位置低,阴道检查可触及。

（三）对母儿的影响

1.对产妇的影响

（1）产道损伤：子宫收缩过强、过频，产程过快，可致产妇子宫颈、阴道及会阴裂伤。若有产道梗阻、胎位异常或瘢痕子宫则可能发生子宫破裂。

（2）产后出血：子宫肌纤维缩复不良，易发生胎盘滞留或产后出血。

（3）产褥感染：因急产来不及消毒可导致产褥感染。

2.对胎儿、新生儿的影响

（1）胎儿窘迫或死亡：子宫收缩过强、过频影响子宫胎盘的血液循环，胎儿在子宫内缺氧，易发生胎儿窘迫，甚至胎死宫内。

（2）新生儿窒息：胎儿窘迫未及时处理或手术损伤可导致新生儿窒息。

（3）新生儿产伤：胎儿娩出过快，在产道内受到的压力突然解除可致新生儿颅内出血。若坠地可致骨折、外伤等。

（4）新生儿感染：消毒不及时可导致新生儿感染。

（四）治疗原则

1.协调性子宫收缩过强

（1）有急产史的产妇，预产期前1～2周不宜外出远行，宜灌肠，提前做好接生及新生儿窒息抢救准备工作。

（2）指导产程过快的产妇于每次子宫收缩时张口哈气，为消毒会阴等接生准备工作争取时间。临产后应避免向下屏气，减缓分娩速度。应提前住院待产。

（3）若来不及消毒或新生儿坠地，应给予抗生素预防感染；新生儿应肌内注射维生素K，以预防颅内出血，尽早肌内注射破伤风抗毒素。

2.不协调性子宫收缩过强

（1）强直性子宫收缩：抑制子宫收缩可应用硫酸镁；若产道有梗阻，应立即行剖宫产术。

（2）子宫痉挛性狭窄环：出现该环应寻找病因，及时纠正。停止一切刺激，给予镇静剂或子宫收缩抑制剂；若处理无效或出现胎儿窘迫，应立即行剖宫产术。

（五）护理评估

1.病史：仔细阅读产前检查记录，如骨盆测量值、胎儿情况、有无妊娠并发症和合并症等。询问有无急产史、是否用过缩宫素等。

2.身体评估

（1）症状：产妇出现持续性腹痛，痛苦面容，烦躁不安，大声喊叫，产程进展很快。

（2）体征：子宫收缩持续时间长、间歇时间短，子宫体硬，胎位触不清。若产道有梗阻，可在腹部见环状凹陷即病理缩复环，注意阴道检查有无子宫痉挛性狭窄环。

（3）辅助检查

1）胎儿监护仪：监测子宫收缩情况、胎心率变化。

2）肛门检查及阴道检查：了解胎位及产道是否有异常。

3.心理-社会评估：产妇往往毫无准备，尤其在无医护人员及家属陪伴的情况下，产妇极度焦虑。主要评估产妇的精神状态及其影响因素，了解产妇是否对分娩高度紧张和恐惧，家人和产妇的生育理念,是否有良好的支持系统等。

(六)护理问题

1.疼痛:与过频、过强的子宫收缩有关。

2.焦虑:与担心自身与胎儿安危有关。

3.有新生儿受损的危险:与子宫收缩过强有关。

(七)护理措施

1.一般护理:指导产妇左侧卧位休息,少活动;临产后叮嘱产妇做深呼吸运动。进食高热量、易消化饮食,补充水分及电解质。

2.心理护理:与产妇交谈,分散其注意力,向其说明产程进展及胎儿情况,以减轻产妇焦虑与紧张,增加自信。鼓励产妇积极与医护人员配合。

3.急产的护理

(1)有急产史的孕妇提前2周住院待产,以防院外分娩。经常巡视,临产征兆出现后产妇应取左侧卧位休息,不宜灌肠。如有便意,应先查子宫口大小及胎先露的下降情况,以防分娩意外。鼓励产妇深呼吸、背部按摩以缓解疼痛,嘱其不要向下屏气,以减缓分娩速度。

(2)密切监测子宫收缩、胎心率,观察子宫口扩张、胎先露下降情况,发现异常及时通知医生。

(3)提早做好接生及抢救新生儿窒息的准备:准备吸痰管、氧气、人工呼吸机、电动吸引器及急救药品。分娩时尽可能做会阴侧切术,以防止会阴撕裂。若子宫颈、阴道及会阴有撕裂伤,及时配合医生缝合;新生儿按医嘱给予维生素 K1,10 mg,肌内注射,以预防颅内出血。必要时给予抗生素预防感染。

4.不协调性子宫收缩过强的护理

(1)强直性子宫收缩:按医嘱给予硫酸镁抑制子宫收缩;产道梗阻时,做好剖宫产术与新生儿抢救准备。

(2)子宫痉挛性狭窄环:立即停止阴道内操作,停用缩宫素,遵医嘱给予哌替啶、硫酸镁等药物治疗;若子宫痉挛性狭窄环不能松懈、子宫口未开全、出现胎儿窘迫等,立即做好剖宫产术及抢救新生儿窒息的准备,并配合医生工作。

(八)健康教育

加强孕期保健,有急产史孕妇在临近预产期前应提前住院,防止发生意外。指导产妇养成良好的卫生习惯,注意营养与休息。

第二节　产道异常

产道异常包括骨产道异常及软产道异常。它可使胎儿娩出受阻,临床上以骨产道异常为多见。

一、骨产道异常

骨盆径线过短或形态异常,致使骨盆腔小于胎先露可通过的限度,阻碍胎先露下降,影响产程顺利进展,称为狭窄骨盆。狭窄骨盆可以为一条径线或多条径线同时缩短,也可以是一个平面狭窄或多个平面同时狭窄,临床上需要综合分析,做出判断。

(一)狭窄骨盆的分类

1.骨盆入口平面狭窄

(1)单纯性扁平骨盆:其入口平面呈横扁圆形,骨耻外径小于 18 cm,对角径小于 11.5 cm,骨盆入口前后径小于 10 cm。

(2)佝偻病性扁平骨盆:童年患佝偻病所致,骨盆入口呈横的肾形,低岬向前突出,骨盆入口前后径短;骶骨变直向后翘;尾骨呈钩状突向骨盆出口平面。

2.中骨盆及骨盆出口平面狭窄

(1)漏斗骨盆:骨盆入口平面各径线正常,骨盆两侧壁向内倾斜,状似漏斗,故称漏斗骨盆。特点是中骨盆及骨盆出口平面均狭窄,坐骨棘间径小于 10 cm,坐骨结间径小于 8 cm,坐骨结节间径与出口后厌状径之和小于 15 cm,耻骨弓角度小于 90°,常见于男性骨盆。

(2)横径狭窄骨盆:其与类人型骨盆类似。骨盆入口、中骨盆及骨盆出口横径均缩小,前后径稍长,坐骨切迹宽。测量胀耻外径值正常,但与棘间径及臀崎间径均缩短。

3.骨盆 3 个平面均狭窄:骨盆外形属女型骨盆,但骨盆入口、中骨盆及骨盆出口平面均狭窄,每个平面各径线均小于正常值 2 cm 或更多,称为均小骨盆。多见于身材矮小、体形匀称的妇女。

4.畸形骨盆:骨盆失去正常形态。常见有骨软化症骨盆和偏斜骨盆 2 种。

(二)临床表现

1.骨盆入口平面狭窄:胎头于临产后衔接受阻,不能入盆,前羊水囊受力不均,易致胎膜早破。或胎头入盆不均,或胎头骑跨在耻骨联合上方,表现为继发性子宫收缩乏力,潜伏期或活跃期延长。

2.中骨盆及骨盆出口平面狭窄:胎头进入骨盆入口平面下降至中骨盆平面后,胎头俯屈和内旋转受阻,不能顺利转成枕前位,形成持续性枕横位或枕后位,产程进入活跃晚期,第 2 产程进展迟缓。

3.骨盆 3 个平面均狭窄:胎儿小、产力好、胎位正常者可借助胎头极度俯屈和变形,经阴道分娩。中等大小以上胎儿经阴道分娩困难。

(三)对母儿的影响

1.对产妇的影响:骨盆入口狭窄妨碍胎先露入盆,容易发生胎位异常、继发性子宫收缩乏力,导致产程延长或停滞。若为中骨盆平面狭窄,影响胎头内旋转,容易发生持续性枕横位或枕后位,胎头长时间嵌顿于产道内,压迫软组织引起局部缺血、水肿、坏死、脱落,于产后形成生殖道瘘;胎膜早破及手术助产可使感染机会增加。严重梗阻性难产若不及时处理,可导致先兆子宫破裂,危及产妇生命。

2.对胎儿、新生儿的影响:头盆不称容易发生胎膜早破、脐带脱垂,导致胎儿窘迫,甚至胎儿死亡,产程延长,胎头受压,缺血、缺氧容易发生颅内出血;产道狭窄使手术助产机会增多,易发生新生儿产伤及感染。

(四)治疗原则

首先明确狭窄骨盆的类型和程度,了解胎位、胎儿大小、胎心率、子宫收缩强弱、子宫口扩张程度、胎先露下降程度、是否破膜,结合产妇年龄、产次、既往分娩史,综合判断,决定分娩方式。轻度头盆不称可试产;多数经剖宫产术或助产术结束分娩。

(五)护理评估

1.病史:询问孕妇幼年有无佝偻病、脊髓灰质炎、脊柱或髋关节结核以及外伤史。经产妇应了解有无难产史及新生儿产伤史等。

2.身体评估

(1)全身检查:测量身高,若孕妇身高在145 cm以下,应警惕均小骨盆。注意观察孕妇的体形、步态及有无脊柱和髋关节畸形、米氏菱形窝是否对称、有无尖腹及悬垂腹等。

(2)腹部检查

1)一般检查:观察腹型,测量子宫底高度及腹围,预测胎儿体重,以判断能否顺利通过骨产道。

2)胎位检查:骨盆入口狭窄容易造成胎头不能衔接而导致胎位异常,如臀先露、肩先露等。中骨盆狭窄影响已入盆的胎头内旋转,常导致持续性枕横位、枕后位等。

3)估计头盆关系:通过胎头跨耻征检查,判断头盆是否相称。具体方法为:孕妇排空膀胱,取仰卧位,两腿伸直。检查者将一手置于耻骨联合上方,另一手将浮动的胎头向骨盆腔方向推压;若胎头低于耻骨联合平面,表示胎头可以入盆,头盆相称,为跨耻征阴性;若胎头与耻骨联合在同一平面,表示可疑头盆不称,为跨耻征可疑阳性;若胎头高于耻骨联合平面,表示头盆明显不称,为跨耻征阳性。对跨耻征阳性的孕妇,嘱其两腿屈曲半卧位,再次检查,若结果转为阴性,提示为骨盆倾斜度异常,而不是头盆不称。此项检查在初产妇预产期前2周或经产妇临产后胎头尚未入盆时进行有一定的临床意义。

(3)骨盆测量

1)骨盆外测量:骨盆外测量各径线小于正常值2 cm或以上为均小骨盆;骶耻外径小于18 cm为扁平骨盆;坐骨结节间径小于8 cm,耻骨弓角度小于90°,为漏斗骨盆。

2)骨盆内测量:骨盆外测量发现异常,应进行骨盆内测量。对角径小于11.5 cm,骶岬突出为骨盆入口平面狭窄,属扁平骨盆。若坐骨棘间径小于10 cm、坐骨切迹宽度小于2横指,为中骨盆狭窄。坐骨结节间径与出口后矢状径之和小于15 cm,为骨盆出口平面狭窄。

(4)辅助检查:B型超声观察胎儿方位,预测胎儿体重,以判断能否顺利通过骨产道。

3.心理-社会评估:评估产妇对分娩的认识与生育理念,是否高度紧张、焦虑,产妇及家人对手术是否存在恐惧、担忧等。

(六)护理问题

1.有感染的危险:与胎膜早破、产程延长、手术操作有关。

2.有新生儿窒息的危险:与产道异常、产程延长有关。

3.潜在并发症:如子宫破裂等。

4.恐惧:与知识缺乏、分娩过程的结果未知有关。

(七)护理措施

1.心理护理:为产妇提供心理支持、信息支持,提供最佳服务。详细解释当前胎儿的情况与产程进展情况,说明相关检查及治疗程序,解除产妇及家属对未知的顾虑,减轻其恐惧,取得产妇良好的配合。

2.改变体位:可采取坐位或者蹲位,以纠正骨盆倾斜度,增加骨盆出口平面的径线,对胎先露下降缓慢的产妇有效。

3.观察子宫收缩及胎儿情况:勤听胎心音,注意观察羊水性状、子宫收缩及产程进展情况。及早发现子宫收缩乏力、不协调性子宫收缩过强、胎儿窘迫及先兆子宫破裂等情况。

4.试产:若轻度头盆不称,胎位正常,胎儿体重为2500~3300 g,在严密监护下可以试产。应专人守护,保证产妇良好的产力,注意饮食、营养、水分及休息。必要时,按医嘱补充水分、电解质、维生素 C。减少肛门检查的次数,禁止灌肠。试产过程中严密观察胎心率、子宫收缩等,一般不用镇静药、镇痛药。若试产2~4 h,胎头仍未入盆或伴胎儿窘迫,则应停止试产,及时报告医生,防止发生子宫破裂。

5.医护配合:明显头盆不称的产妇,应按医嘱做好助产术或剖宫产术及抢救新生儿的准备与护理工作。

(八)健康教育

(1)做好产前检查,及时发现骨盆异常。

(2)骨盆狭窄影响胎先露的衔接,容易发生胎膜早破与脐带脱垂。指导孕妇一旦破膜立即入院。

(3)指导出院产妇按时复查,注意卫生、营养与避孕。

二、软产道异常

软产道包括子宫下段、子宫颈、阴道及外阴。软产道的异常所致的难产少见,容易被忽视。

(一)分类及临床表现

1.外阴异常:有外阴瘢痕、外阴水肿、外阴坚韧等,因外阴组织坚韧,缺乏弹性,伸展性差,使阴道口狭窄,胎先露下降受阻,造成会阴不同程度的裂伤。

2.阴道异常:阴道横膈、纵膈较常见。若膈膜较薄,可因胎先露下降和压迫自行断裂,若膈膜厚会影响胎儿娩出。阴道瘢痕性狭窄多由产伤、药物腐蚀、手术后感染所致,轻者因妊娠后组织变软,不影响分娩;重者瘢痕广泛、部位高者可影响胎先露下降。外阴尖锐湿疣在妊娠期生长迅速,体积大、范围广的尖锐湿疣可阻碍分娩,容易发生裂伤、血肿及感染。

3.宫颈异常:宫颈异常有子宫颈外口黏合、子宫颈水肿、子宫颈瘢痕、子宫颈肌瘤、子宫颈癌等,均可影响子宫颈口扩张,胎先露下降,导致产程延长,甚至不能正常分娩。

(二)治疗原则

1.外阴异常

(1)外阴瘢痕:小的瘢痕可行会阴后一侧切开,瘢痕大者应行剖宫产术。

(2)外阴水肿:在临产前可局部用50%硫酸镁溶液湿热敷,分娩时行会阴后一侧切开。

(3)会阴坚韧:可行会阴后一侧切开。

2.阴道异常

(1)阴道横膈:横膈薄的产妇可做 X 形切开并经阴道分娩,若横膈高且坚厚,则需行剖宫产术。

(2)阴道纵膈:阴道纵膈异常不影响胎儿经阴道分娩时一般不需处理。若阻碍胎先露下降,则在纵膈中间剪断,待分娩结束后,剪除剩余的阴道纵膈,用可吸收线间断或连续锁边缝合。

3.子宫颈异常

(1)子宫颈外口黏合:需行子宫颈切开术。

(2)子宫颈水肿:轻者可抬高产妇臀部,减轻胎头对子宫颈的压迫,也可在子宫颈两侧各注入0.5%利多卡因5～10 mL或地西泮10 mg静脉推注,待子宫口近开全,用手将水肿的子宫颈前唇上推,使其逐渐越过胎头,即可经阴道分娩。若经上述处理无明显效果,可行剖宫产术。

(3)子宫颈坚韧:可用地西泮10 mg静脉推注,也可在子宫颈两侧各注入0.5%利多卡因5～10 mL,若不见缓解,应行剖宫产术。

(4)子宫颈瘢痕:应行剖宫产术。

(5)子宫颈癌:应行剖宫产术,术后放疗。若为早期浸润癌,可行剖宫产术,随即行广泛性子宫切除术及盆腔淋巴结清扫术。

第三节　胎儿异常

胎儿异常包括胎位异常与胎儿发育异常。

一、胎位异常

胎位异常是造成难产的常见因素之一。分娩时,正常胎位(枕前位)约占90%,异常胎位约占10%,其中头位异常居多,有持续性枕后位、枕横位、面先露、胎头高直位等,占6%～7%。臀先露占3%～4%。肩先露、复合先露少见。

持续性枕后位、枕横位:

在分娩过程中,胎头以枕后位或枕横位衔接,在下降过程中,胎头枕部因强有力的子宫收缩绝大多数能向前旋转135°或90°,转成枕前位而自然分娩。若胎头枕骨持续不能转向前方,直至分娩后期仍然位于母体骨盆的后方或侧方,致使分娩发生困难者,称为持续性枕后位或持续性枕横位。

(一)原因

1.骨盆异常:为胎位异常的常见原因,以漏斗骨盆与横径狭窄骨盆多见。

2.胎头俯屈不良:枕后位衔接,胎儿脊柱与母体脊柱接近,不利于俯屈。

3.子宫收缩乏力:胎头下降、俯屈及内旋转。

4.头盆不称:头盆不称使胎头内旋转受阻。

5.其他:如膀胱充盈、前置胎盘等。

(二)临床表现

1.症状:临产后由于胎头衔接较晚及俯屈不良,胎先露不易紧贴子宫下段及子宫颈内口,常导致继发性协调性子宫收缩乏力,子宫口扩张缓慢,活跃晚期及第2产程延长。因枕骨持续位于骨盆后方压迫直肠,产妇自觉肛门坠胀及排便感,致使子宫口尚未开全而提前做屏气动作,容易导致子宫颈前唇水肿和产妇疲劳,影响产程进展,子宫颈容易裂伤。如阴道口已见到胎头,但经过多次子宫收缩屏气却不见胎头顺利下降时,应考虑持续性枕后位或持续性枕横位。

2.腹部检查:在子宫底部触及胎臀,胎背偏向母体的后方或侧方,在对侧可以明显触及胎儿肢体。胎心音在脐下偏外侧或胎儿肢体侧的胎胸部能听到。

3.肛门检查或阴道检查:若为枕后位,则感到盆腔后部空虚。胎头矢状缝位于骨盆左斜径上,前囟在骨盆右前方,后囟(枕部)在骨盆左后方则为枕左后位,反之为枕右后位。若胎头矢状缝位于前后径上,后囟位于骨盆正后方,则为正枕后位。胎头矢状缝位于骨盆横径上,后囟在骨盆左侧方,则为枕左横位,反之为枕右横位。

(三)对母儿的影响

1.对产妇的影响:胎位异常往往导致继发性子宫收缩乏力,使产程延长,常需手术助产,容易发生软产道损伤,易增加产后出血及感染的机会。若胎头长时间压迫软产道,可形成生殖道瘘。

2.对胎儿、新生儿的影响:由于第2产程延长,常引起胎儿窘迫和新生儿窒息,使围生儿死亡率增高。

(四)治疗原则

1.第1产程:保证产妇充分的营养和休息。如情绪紧张、睡眠不好可给予哌替啶或地西泮。让产妇取胎背对侧卧位,便于胎头枕部转向前方。若子宫收缩欠佳,应尽早静脉滴注缩宫素。子宫口开全之前,嘱产妇不要屏气用力,以免引起子宫颈前唇水肿而阻碍产程进展。若产程无明显进展、胎头较高或胎儿窘迫,应考虑行剖宫产术结束分娩。

2.第2产程:初产妇已近2 h,经产妇已近1 h,胎儿尚未娩出,应行阴道检查。当胎头双顶径已达坐骨棘平面或更低时,可徒手将胎头枕部转向前方,使矢状缝与骨盆入口前后径一致,行阴道助产或自然分娩。若转成枕前位困难,也可向后转成正枕后位,再以产钳助产,此时需做较大的会阴后侧切开,以免造成会阴裂伤。若胎头位置较高,疑为头盆不称,则需行剖宫产术。

3.第3产程:胎盘娩出后应立即肌内注射缩宫素,以防产后出血。软产道损伤者,及时修补。新生儿应重点监护。凡行手术助产及有软产道裂伤者,产后应给予抗生素预防感染。

二、臀先露

臀先露是最常见的异常胎位。因胎头比胎臀大,且分娩时后出胎头无明显颅骨变形,往往造成胎头娩出困难,加之脐带脱垂较多见,故臀先露围生儿死亡率是枕先露的3~8倍。

(一)临床分类

根据胎儿两下肢所取的姿势分类。

1.单臀先露或腿直臀先露:胎儿双髋关节屈曲,双膝关节直伸,以臀部先露最多见。

2.完全臀先露或混合臀先露:胎儿双髋关节及双膝关节均屈曲,以臀部和双足为先露,较多见。

3.不完全臀先露:较少见。以一足或双足,一膝或双膝,或一足一膝为先露。膝先露是暂时的,产程开始后转为足先露。

(二)临床表现

(1)孕妇常感肋下有圆而硬的胎头;由于胎臀不能紧贴子宫下段及子宫颈,常导致子宫收缩乏力,子宫口扩张缓慢,从而出现产程延长。

(2)腹部检查:子宫呈纵椭圆形。在子宫底部可触到圆而硬、按压时有浮球感的胎头;若未衔接,在耻骨联合上方可触及不规则、软而宽的胎臀。胎心音在脐左或右上方听得最清楚。衔接后,胎臀位于耻骨联合下方,胎心音听诊以脐下最清楚。

(3)肛门检查及阴道检查:可触及软而不规则的胎臀或触到胎足、胎膝。若胎膜已破,阴道检查可直接接触到胎臀、胎儿外生殖器及胎儿肛门。

(三)对母儿的影响

1.对产妇的影响:容易发生胎膜早破、继发性子宫收缩乏力及产程延长,使产褥感染及产后出血的机会增多。若子宫口未开全强行牵拉,容易造成子宫颈和子宫下段裂伤。

2.对胎儿、新生儿的影响:常因胎膜早破、脐带脱垂导致胎儿窘迫甚至死亡。因后出胎头困难,可发生新生儿产伤(臂丛神经损伤及颅内出血)、窒息。围生儿死亡率增高。

(四)治疗原则

1.妊娠期:妊娠30周前,臀先露多能自行转为头先露。若妊娠30周后仍为臀先露应予以矫正。常用的方法如下。

(1)胸膝卧位:让孕妇排空膀胱,松解裤带,取胸膝卧位,每日2次,每次15 min,1周后复查。这种姿势可使胎臀退出盆腔,借助胎儿重心的改变,使胎头与胎背所形成的弧形顺着子宫底弧面滑动,完成胎位矫正。

(2)激光照射或艾灸至阴穴:近年多用激光照射两侧至阴穴,也可用艾条灸,每日1次,每次15~20 min,5次为1个疗程。

(3)外倒转术:应用上述矫正方法无效者,于妊娠32~34周时,可行外倒转术,因有发生胎盘早剥、脐带绕颈等严重并发症的可能,应用时要慎重,最好在B型超声及胎儿电子监测下进行。

2.分娩期:临产初期根据产妇年龄、产次、骨盆类型、胎儿大小、胎儿是否存活、臀先露类型以及有无并发症,选择正确的分娩方式。

(1)剖宫产的指征:狭窄骨盆、软产道异常、胎儿体重大于3500 g、胎儿窘迫、高龄初产、有难产史、不完全臀先露等,均应剖宫产结束分娩。

(2)阴道分娩的处理要点。

1)第1产程:产妇应侧卧,少做肛门检查,禁止灌肠,尽量避免胎膜破裂。当子宫口开大至4~5 cm时,胎足即可脱出至阴道,此时采用"堵"外阴的方法,促使子宫颈和阴道充分扩张,消毒外阴后,子宫收缩时用无菌巾以手掌堵住阴道口,让胎臀下降,直至子宫口开全。在"堵"的过程中每隔10~15 min听胎心音1次,并注意子宫口是否开全。子宫口近开全时,做好接产和抢救新生儿窒息的准备。

2)第2产程:导尿排空膀胱,初产妇做会阴后一侧切开术,行臀位助产术。当胎臀娩出至脐部后,胎肩及胎头由接生者协助娩出。脐部娩出后,应在2~3 min内娩出胎头,最长不能超过8 min。胎头娩出可用单叶产钳,效果佳。

3)第3产程:肌内注射缩宫素或麦角新碱,防止产后出血。手术操作及软产道损伤者,应及时检查并缝合,给予抗生素预防感染。

(五)护理评估

1.病史:仔细了解产前检查资料(如身高、骨盆测量值、胎位等),估计胎儿大小。评估有无羊水过多、前置胎盘、盆腔肿瘤等。询问过去分娩情况,注意有无头盆不称。

2.身体评估

(1)症状:评估产妇是否出现继发性子宫收缩乏力、产程延长、胎膜早破及脐带脱垂,有无提前做屏气动作等。

（2）腹部检查：

①持续性枕后位、持续性枕横位：在子宫底部触及胎臀，胎背偏向母体的后方或侧方，在对侧可以明显触及胎儿肢体；胎心音在脐下偏外侧或胎儿肢体侧的胎胸部能听到。

②臀位：子宫底可触及硬而圆的胎头、子宫下段可触及软而不规则的臀部；胎心音听诊的部位位于产妇脐上左侧或右侧。

（3）辅助检查：B型超声检查能明确诊断。

3.心理-社会评估：评估产妇及其家属的紧张、焦虑情绪；了解产妇及其家属对新生儿的看法。产程时间过长，产妇极度疲乏，失去信心而产生急躁情绪，同时也十分担心自身及胎儿的安危。

（六）护理问题

1.有新生儿窒息的危险：与分娩因素异常有关。

2.恐惧：与惧怕难产及担心胎儿安危有关。

3.有感染的危险：与产程延长、胎膜早破及手术操作有关。

（七）护理措施

1.一般护理：臀位孕妇，妊娠30周后指导矫正胎方位。分娩时，保证产妇充分的营养和休息，并嘱产妇朝向胎背对侧卧位，以利于胎头枕部转向前方（持续性枕后位、持续性枕横位）；臀位产妇临产后应卧床休息、不宜走动，禁止灌肠，少做肛门检查。

2.心理护理：针对产妇及其家属的疑问、焦虑与恐惧，护理人员在执行医嘱和护理措施时，给予充分解释，并把产程进展及胎儿的情况及时告诉产妇及其家属。在分娩过程中提供减轻疼痛的护理，如按摩腰部、抚摸腹部等。多安慰和鼓励产妇，增强其对分娩的信心，使其安全、顺利地分娩。

3.防止胎膜早破：臀位产妇在待产过程中应少活动。一旦胎膜破裂，立即听胎心音，抬高床尾，如发现胎心音异常，立即报告医生，及早发现并处理脐带脱垂。

4.观察子宫收缩及胎儿情况：勤听胎心音，注意观察羊水性状、子宫收缩及产程进展情况。若子宫收缩欠佳，应遵医嘱静脉滴注缩宫素。子宫口开全之前，嘱产妇不要过早屏气用力，以免引起子宫颈前唇水肿及疲乏。若产程无明显进展、胎头较高或出现胎儿窘迫征象，立即报告医生并做好术前准备，行剖宫产术结束分娩。

5.医护配合：协助医生做好剖宫产、阴道助产及新生儿抢救的物品准备，新生儿出生后仔细检查有无受伤。遵医嘱及时给予缩宫素与抗生素。

（八）健康教育

（1）指导孕妇定期进行产前检查，及时发现胎位异常。

（2）臀位孕妇容易发生胎膜早破与脐带脱垂，临近预产期时应提前住院。若发生胎膜早破，要立即卧床，抬高臀部，防止脐带脱垂。

（3）指导产妇注意产后卫生、营养与休息。

三、胎儿发育异常

胎儿发育异常，主要有巨大胎儿和胎儿畸形（如无脑儿、脑积水、连体胎儿等）2种。

（一）临床表现及治疗原则

1.巨大胎儿：胎儿体重达到或超过4000 g者，称为巨大胎儿，约占出生总数的7%。与妊娠合并糖尿病、孕妇营养过度、父母身材高大等有关。孕妇子宫增大较快,体重迅速增加,妊娠晚期出现呼吸困难、腹部沉重、两肋胀痛。分娩时常引起头盆不称、肩难产、软产道损伤、新生儿产伤。多行剖宫产术。

2.脑积水:胎儿脑室内外有大量脑脊液(500~3 000 mL)潴留,使头颅体积增大,颅缝明显变宽,囟门显著增大,称为脑积水,常伴脊柱裂、足内翻等。一旦确诊,应及早终止妊娠。

(二)护理评估

1.病史:仔细阅读产前检查资料(如身高、骨盆测量值、胎方位等),估计胎儿大小。询问既往分娩情况,产妇是否有糖尿病史。评估是否有头盆不称、产程进展及胎头下降情况。

2.身体评估:评估有无头盆不称、继发性子宫收缩乏力、产程延长,是否出现软产道裂伤、肩难产等。

3.心理-社会评估:产妇因产程时间过长、极度疲乏、失去信心而易产生急躁情绪,同时也十分担心自身及胎儿的安危。

(三)护理问题

1.焦虑:与担心胎儿发育有关。

2.有感染的危险:与糖尿病或手术等有关。

3.预感性悲哀:与得知胎儿异常有关。

(四)护理措施

1.一般护理:指导产妇适时休息,鼓励产妇进食,增加营养,保持体力。

2.医护配合

(1)协助选择终止妊娠时间:巨大胎儿孕妇,应于妊娠36周后,根据胎儿成熟度、胎盘功能及糖尿病控制情况择期终止妊娠;脑积水、无脑儿孕妇,确诊后应及时引产。

(2)减少对母儿的损伤:胎儿体重超过4500 g,骨盆中等大小或产程延长的产妇,应做好剖宫产术前准备;巨大胎儿胎头双顶径已达坐骨棘水平以下时,应配合医生行会阴后一侧切开,并以产钳助产,同时做好处理肩难产的准备;脑积水胎儿引产时,按医嘱行颅内穿刺放液。

3.心理护理:及时回答产妇及其家属的提问,耐心解释,减轻产妇焦虑。对胎儿发育异常或新生儿死亡的产妇,应耐心疏导,做好安慰工作,使产妇情绪稳定,顺利度过悲伤期。

(五)健康教育

(1)加强产前检查,及时了解胎儿发育情况,如胎儿有畸形应及早终止妊娠。

(2)加强妊娠期营养宣教工作,以免营养过剩导致胎儿过大。

(3)注意产后营养、休息与卫生。

参 考 文 献

[1]程苹华,张卫军,王忆春.临床护理基础与实践[M].长春:吉林科学技术出版社.2019.

[2]王英,等.临床常见疾病护理技术与应用[M].长春:吉林科学技术出版社,2019.

[3]王慧,等,梁亚琴.现代临床疾病护理学[M].青岛:中国海洋大学出版社,2019.

[4]张文燕,冯英,柳国芳,等.护理临床实践[M].青岛:中国海洋大学出版社,2019.

[5]贾雪媛,王妙珍,李凤,等.临床护理教育与护理实践[M].长春:吉林科学技术出版社.2019.

[6]郑延玲,宋婕,王蕊,等.临床各科护理操作规范与实践[M].武汉:湖北科学技术出版社.2018.

[7]陈娜,陆连生.内科疾病观察与护理技能[M].北京:中国医药科技出版社,2019.

[8]柏晶妹.实用临床护理学[M].昆明:云南科技出版社,2018.

[9]林杰.新编实用临床护理学[M].青岛:中国海洋大学出版社,2019.

[10]张文燕,冯英,柳国芳,等.护理临床实践[M].青岛:中国海洋大学出版社,2019.

[11]时元梅,巩晓雪,孔晓梅.基础护理学[M].汕头:汕头大学出版社,2019.

[12]高清源,刘俊香,魏映红.内科护理[M].武汉:华中科技大学出版社,2018.

[13]李玫,等.精编护理学基础与临床[M].长春:吉林科学技术出版社,2019.

[14]王小萍.精编护理学基础与临床[M].长春:吉林科学技术出版社,2019.

[15]靳蓉晖,石丽,张艳.实用护理学[M].长春:吉林科学技术出版社,2019.

[16]林丽,等.新编临床护理学[M].长春:吉林科学技术出版社,2018.